Sommaire

Introduction

Chaque être humain a des envies, des désirs, des besoins dont il pense que ponctuellement, quelqu'un, quelque chose ou lui-même doit les satisfaire. Une pensée de ce genre fait naître une attente. Il s'agit d'un processus commun de la vie de tous les jours. Mais ensuite, que se passe-t-il entre ce moment et celui où cette attente sera éventuellement satisfaite ? C'est ce à quoi je vais tenter de répondre dans cet écrit.

Je vais d'abord commencer par brièvement me présenter. Je suis un autodidacte, bien qu'ayant acquis une formation professionnelle par le biais d'un apprentissage. D'abord employé, puis patron, je suis passé par tous les stades de la hiérarchie, différents postes de pouvoir au sein de sociétés et d'associations et comme beaucoup d'entre nous, j'ai traversé mon lot d'épreuves en tous genres. Je suis maintenant indépendant depuis plus de trente-cinq ans. Curieux de nature, j'essaie de garder l'esprit ouvert, même si cela me demande encore de lutter contre de vieux préjugés ! Je me suis intéressé à une multitude de sujets, ai pris des voies aussi diverses que variées, me suis souvent trompé, ai eu des satisfactions et des désillusions. Bref, ma vie professionnelle a servi de terrain d'apprentissage pour ma vie privée, et inversement bien sûr. À propos de ma vie privée, j'ai été pendant longtemps incapable de parler de mes besoins, de mes émotions et de mes sentiments. Lorsque je voulais ou devais les montrer à quelqu'un, je lui présentais la plupart du temps ceux que je croyais qu'il serait bon d'avoir. J'évitais ainsi d'affronter qui j'étais en vivant dans un monde partiellement idéalisé.

Cet arrangement me permettait de " gagner " du temps. Un temps utilisé à entretenir une usine à gaz intellectuelle devenant de plus en plus imposante et envahissante, dont le principal objectif était de gérer l'image que je voulais donner de moi.

Il y a maintenant plus d'une vingtaine d'années, je me suis dit que je devrais peut-être réfléchir à ce qui me faisait agir ainsi. J'ai donc décidé d'apprendre à mieux me connaître. Ma première épreuve a alors été de devenir honnête avec moi-même. La seconde à ne plus " jouer " ma vie au travers d'un rôle, mais de la vivre véritablement.

Au fil des ans, j'ai multiplié les expériences intellectuelles, physiques et émotionnelles. J'ai fini par comprendre que l'une des causes de mon mal-être dans l'existence venait de frustrations découlant de mes attentes insatisfaites. Ceci m'a permis d'engager une grande réflexion, que j'aimerais partager avec les personnes qui voudront bien lire ce livre, voire le relire si elles pensent qu'il en vaut la peine !

Je n'ai fait que survoler le monde émotionnel pour aborder les sujets dont il est question. Celui-ci est infiniment plus vaste que ce dont je parle, mais mon approche devrait, je crois, largement suffire à étayer mes propos.

Finalement, si ne serait-ce qu'une poignée de personnes retire des éléments utiles de la lecture de ce livre, je pourrais dire que je suis déjà satisfait ! Pour en terminer avec cette présentation, j'ajoute pour celles et ceux qui trouveraient cet écrit trop concis que j'ai passé volontairement beaucoup de temps à supprimer des redites ou des explications superflues ! Ceci dans le but de permettre une lecture aisée, ou tout au moins la plus fluide possible.

Mon orgueil "d'auteur" en a pris un coup, mais j'espère que le résultat sera acceptable !

Besoins, envies, désirs, souhaits ?

Je vais commencer par parler du premier nom de cette série. Voici la définition du " *Larousse* " que j'ai retenue pour le décrire :

Besoin : *exigence née d'un sentiment de manque, de privation de quelque chose qui est nécessaire à la vie organique.*

Cette description nous fait tout de suite comprendre l'importance vitale d'un besoin.

Voici la définition du dernier :

Souhait : Aspiration vers quelque chose qu'on n'a pas, désir, envie que quelque chose arrive.

Comme nous pouvons nous en rendre compte, le terme "souhait" contient dans sa définition les substantifs "désir" et "envie". Je l'utiliserai donc lorsque je chercherai à éviter les énumérations " envies, désirs, souhaits ".

Si les besoins touchent à l'indispensable, ce n'est pas nécessairement le cas des souhaits. Cela ne les empêche pourtant pas de prendre souvent autant de place dans notre existence que les besoins vitaux !

Dans le langage courant, la frontière est régulièrement franchie entre besoins et souhaits. Les souhaits sont généralement issus d'une réflexion à propos d'un besoin fondamental dont ils sont un reflet plus ou moins transformé. Nous pouvons avoir de multiples souhaits issus d'un même besoin. Ils apparaissent sous des formes très variées.

L'envie de biens de consommation en est un exemple. Dans ce cas, il y a fort à parier que cette envie a trouvé sa source dans un besoin bien plus essentiel à l'origine, tel probablement que le besoin de posséder un minimum de réserve de nourriture pour pouvoir survivre plus de quelques jours.

Le **dénominateur commun entre ces diverses appellations (besoin, envie, désir, souhait)** est leur capacité de faire naître du plaisir en nous en quantité variable lorsqu'ils sont satisfaits. Ce plaisir va du simple soulagement à la joie la plus grande.

Le rôle des émotions et des sentiments

Je m'intéresserai dans le cadre de ce livre à l'influence de nos émotions et de nos sentiments lorsqu'il s'agit de faire comprendre nos attentes.

Il est à noter que de nos jours, nos émotions et nos sentiments peuvent se greffer sur infiniment plus de supports matériels ou immatériels qu'à l'époque de nos lointains ancêtres ! Cela tient au fait que notre statut " d'être civilisé " nous offre toujours plus de choix de vie vers lesquels nous tourner, toujours plus d'objets à utiliser, toujours plus de connaissances à intégrer… Ainsi, si nous ne craignons plus le tigre à dents de sabre ou que le ciel ne nous tombe sur la tête, nous avons à la place d'innombrables peurs liées à nos modes de vie d'hommes et de femmes modernes. En ce sens, nous sommes plus différents les uns des autres aujourd'hui que ne l'étaient nos aïeux, particulièrement depuis un peu plus d'un siècle.

Voici maintenant une liste d'émotions et de sentiments ayant souvent de l'influence sur notre capacité à faire comprendre nos attentes ainsi que sur notre aptitude à leur donner plus de chances d'être satisfaites. Ils apparaîtront par conséquent assez régulièrement dans mes exemples. Il s'agit de :

L'amour, la peur, la colère, la tristesse, la honte, le dégoût.

Le choix de cette liste d'émotions et de sentiments ne veut pas dire pour autant qu'il s'agisse des seuls pouvant avoir le genre d'effets dont il sera question !

Libre à chacun·e d'adapter cette base au gré de ses propres observations.

Les émotions et les sentiments dont je parle peuvent aussi être envisagés sous la forme de besoins ou d'envies. L'exemple le plus classique est le sentiment d'amour (« J'aime ! ») qui peut être vu sous l'angle de l'envie (« J'ai envie d'être aimé·e ! » ou « J'ai besoin d'aimer… ! »). Il est aussi possible dans certaines circonstances d'avoir envie d'être triste, envie d'avoir peur… Ces émotions et ces sentiments seront par conséquent employés sous une forme ou sous une autre.

Un dernier mot concernant la joie. Celle-ci est évidemment une émotion fondamentale. À la différence de la plupart de celles énoncées précédemment, elle est plaisante à ressentir. Elle n'a donc pas ou peu d'effet inhibiteur sur notre volonté de faire comprendre nos attentes et leur vie.

donner plus de chances d'être satisfaites. Elle aide même plutôt à la faire.

Le processus qui va d'un besoin ou d'un souhait à une attente

Ce processus est l'un des plus communs de notre existence. Ses implications et ses conséquences peuvent être très différentes selon des critères que je vais petit à petit passer en revue tout au long de cet écrit. Pour en expliquer la teneur, je l'ai divisé en cinq groupes.

Le premier type d'attentes démarre à l'instant où nous avons une pensée aboutie qui nous mène à la conclusion qu'une ou plusieurs personnes (résumé ensuite par **quelqu'un**) doit satisfaire l'un de nos besoins ou de nos souhaits. "Quelqu'un" est donc toujours un·e représentant·e de l'espèce humaine.

Le second type d'attentes commence à l'instant où nous avons une pensée aboutie qui nous mène à la conclusion qu'un **animal** doit satisfaire l'un de nos souhaits. Ce point comprend par conséquent l'espèce animale (sans les humains) dans son ensemble. Il est bien évident qu'il est plutôt question d'animaux avec lesquels nous pouvons créer un lien, qu'il soit affectif ou d'autorité.

Le troisième commence à l'instant où nous avons une pensée aboutie qui nous mène à la conclusion que ce que nous considérons comme une **divinité**, quelle qu'en soit la nature, doit satisfaire l'un de nos besoins ou de nos souhaits. Ce point regroupe toutes formes de divinités dont l'existence et les pouvoirs n'ont pas été démontrés par la science et qui sont par conséquent issues de croyances religieuses ou apparentées.

Le quatrième débute à l'instant où nous avons une pensée aboutie qui nous mène à la conclusion qu'un objet de toute nature, une organisation en tant que telle, une philosophie, un parti politique, le destin… doit satisfaire l'un de nos besoins ou de nos souhaits (résumé par la suite par **objet matériel ou immatériel**). Ce groupe contient en fait tout ce qui n'est pas inclus dans les quatre autres.

Le dernier type d'attentes commence lorsque nous avons une pensée aboutie qui nous mène à la conclusion que nous devons satisfaire **nous-même** l'un de nos besoins ou de nos souhaits.

Naissance d'une attente :

Si une pensée de ce genre persiste dans le temps, elle s'ancre dans la mémoire et devient de fait une attente. Une fois arrivée à ce stade, nous considérons qu'elle **doit** être satisfaite, comme s'il s'agissait d'un dû.

Nous parlons plus souvent de notre attente que de la pensée aboutie qui nous y a mené, ou du besoin ou du souhait qui se tient derrière elle.

Pour une attente sur quelqu'un, cela donne concrètement des phrases du genre : « J'attends que vous fassiez ceci ! » ou « Je voudrais que vous fassiez cela ! »

Plutôt que : « À un moment donné, j'ai pensé que c'est vous qui devriez faire ceci ! »

Ou encore : « Vous devriez faire ceci parce que j'ai envie d'être obéi ! ».

C'est pourquoi, tout au long de cet écrit, je parlerai d'attente satisfaite ou non plutôt que de pensée satisfaite ou non, ou encore de besoin ou de souhait satisfait ou non, même si toute cette chaîne est liée. Dans d'autres cas, je préciserai la filiation. Par exemple, le besoin qui se tient derrière cette pensée aboutie ; la pensée aboutie qui se tient derrière cette attente.

Attente ou espoir ?

Un espoir découle d'un souhait ou d'un besoin que l'on **espère** voir satisfait par quelqu'un ou quelque chose. Il est généralement peu motivé.

Une attente découle d'un souhait ou d'un besoin que l'on **veut** voir satisfait par quelqu'un ou quelque chose. La **force** que nous mettons à dire ou à penser « Je veux que… ! »., « Je voudrais que… ! » ou « J'aimerais que… ! » détermine la force de notre attente. Pourtant, selon ce principe, si nous mettons énormément de détermination derrière un espoir « « J'espère tellement que… ! », il devient de fait une attente !

La ligne de séparation qu'il y a entre attente et espoir est donc très fine. Le but de cet ouvrage étant aussi de s'émanciper des problèmes que produisent les attentes dans certaines conditions, l'important n'est pas de se battre sur les définitions, mais plutôt de voir quels sont les attentes ou les espoirs, peu importe, qui nous portent préjudice.

Ce sont finalement les **conséquences négatives** (dépendance, frustration…) que l'on constate lorsqu'ils ne sont pas satisfaits qui nous permettent de ranger définitivement les espoirs dans la catégorie des attentes.

Attente ponctuelle ou permanente ?

Une **attente ponctuelle** disparaît dès qu'elle a été satisfaite ou abandonnée, ce qui n'empêche pas le besoin ou le souhait qui en est à l'origine de continuer à exister. Il est alors de ce point de vue là "en veille". Une attente ponctuelle peut s'ajouter à une attente permanente, comme nous le verrons par la suite au travers de quelques exemples.

Une **attente permanente** est souvent issue d'un besoin lié aux droits fondamentaux ou élémentaires (besoin d'être obéi·e, besoin d'être respecté·e, etc.). Elle est de fait toujours active et se rappelle à nous lorsqu'elle n'est pas satisfaite.

Attente consciente ou inconsciente ?

Nos attentes peuvent rester conscientes, devenir semi-conscientes ou même totalement inconscientes. Dans ce dernier cas, elles échappent à la réflexion et prennent souvent une ampleur qui en décuple les conséquences. Elles en arrivent généralement à ce stade lorsqu'elles sont restées présentes très longtemps sans que les besoins ou les souhaits qui se tiennent derrière aient été satisfaits. Les attentes que nous assumons particulièrement mal, les attentes irrationnelles ou les attentes sur une divinité sont par nature de bonnes candidates pour ce glissement vers l'inconscient.

Venons-en maintenant à ce qui peut se passer sitôt que nous avons une attente, en commençant par une attente sur une ou plusieurs personnes.

1. Les moyens de faire **comprendre** une attente sur **quelqu'un**.

Pour qu'une attente sur quelqu'un ait une chance d'être satisfaite, il faut d'abord la faire comprendre d'une manière ou d'une autre. La parole, l'écriture et les gestes sont les moyens les plus utilisés. Nous pouvons faire comprendre notre attente par un message clair, franc et précis. C'est ce que j'appelle **un <u>moyen direct</u>**.

Nous pouvons aussi parfois nous servir de **<u>moyens indirects</u>**. Il s'agit dans ce cas de sous-entendus verbaux ou gestuels qui ne font pas directement mention à notre attente, mais qui ont tout de même pour vocation de la faire comprendre !

Note : Ceci concerne plutôt nos attentes ponctuelles. Nous n'avons en effet normalement plus besoin de faire comprendre nos attentes permanentes une fois que cela a été fait, mis à part éventuellement les rappeler et les réexpliquer occasionnellement.

À l'opposé des moyens directs ou indirects de faire comprendre une attente sur quelqu'un se tient le fait de **ne pas la faire comprendre du tout** ! Dans ce cas, cette attente reste secrète. Autant dire que **cette manière d'agir** peut être lourde de conséquences, comme nous le verrons plus tard.

Les moyens de faire **comprendre** une attente sur un **animal**.

Il est à noter que les animaux, à ma connaissance, ne comprennent pas les sous-entendus ! Nous n'utilisons par conséquent pas de moyens indirects pour faire comprendre nos attentes à des animaux.

Les moyens de faire **comprendre** une attente sur **une divinité.**

Pour ce qui est des divinités, le fait de parler de notre attente (en général dans l'intimité) ou simplement d'y penser est un moyen direct de la faire comprendre. Il ne sert donc théoriquement à rien d'utiliser un moyen indirect pour y arriver, même si certaines personnes le font quand même !

Les moyens de faire **comprendre** une attente sur **un objet matériel ou immatériel.**

Nous n'avons pas à expliquer à un objet ce que nous attendons de lui, ni directement ni indirectement. Sauf si nous lui y accordons des facultés humaines !

Les moyens de **nous faire comprendre** une attente sur **nous-même.**

En ce qui concerne les attentes sur nous-même, nous sommes forcément au courant de notre propre attente et il n'est donc là non plus pas nécessaire de nous l'expliquer !

Note : La formulation "attente sur nous-même" peut être déstabilisante au début, mais je l'utiliserai néanmoins plutôt que de parler de "faire nous-même" ou d'employer une autre formule du genre, car il s'agit bien d'une attente sur nous-même selon le sens convenu dans ce livre.

Voici maintenant la suite logique de cette première étape.

2. Les moyens de donner **plus de chances** à une attente sur **quelqu'un** d'être satisfaite.

Après avoir fait comprendre une attente, il reste à la voir satisfaite. Si cela tarde à arriver, nous pouvons tenter d'intervenir dans ce processus. Cela commence généralement par une argumentation sur la teneur et la raison de cette attente. Si une attente sur quelqu'un a été comprise, mais qu'elle n'est pas assez rapidement satisfaite, nous pouvons chercher à lui donner plus de chances de l'être. Par souci de simplification, j'ai condensé cette procédure en deux manières de faire.

Dans la première, nous annonçons la vérité à propos de nos intentions. Nous commençons en général par argumenter, mais sans en rajouter, en ne disant que ce qui est vrai. Nous ne négocions pas, ne marchandons pas, mais donnons nos conditions en écoutant selon les cas celles des personnes concernées. Nous pouvons nous servir d'un rapport de force, mais il est alors clairement annoncé, sans sous-entendus. En cas d'échec, nous pouvons évoquer une menace, puis si cela s'avère nécessaire, la mettre en pratique. Il peut s'agir d'une punition pour des enfants. Si cela concerne la vie quotidienne des adultes, ce peut être la mise en route d'une procédure civile ou pénale.

Les moyens de pression socialement admissibles, proportionnés et légaux sont les outils les plus couramment utilisés dans cette voie. Cette manière d'agir nous laisse le sentiment d'avoir été juste et de ne pas avoir cherché à exagérément influencer la personne qui peut satisfaire cette attente.

La deuxième manière de faire pour en venir au même résultat est de se servir de moyens détournés. Cela commence généralement par un mensonge qui nous permet d'exagérer la nécessité de voir notre attente satisfaite, auquel vient encore éventuellement s'ajouter un chantage affectif, une victimisation, un marchandage… Nous pouvons aussi nous servir d'un rapport de force physique, psychique, émotionnel, mais alors par le biais d'allusions plutôt que d'en parler ouvertement…

La palette des outils à disposition est très vaste en la matière, car en sortant de la pure vérité, il n'y a plus vraiment de limites. Ceci d'autant plus que nous avons souvent tendance à penser dans ce cas que nous n'en faisons jamais assez pour que notre attente ait plus de chances d'être satisfaite ! D'ailleurs, pour certaines personnes, mentir lorsqu'elles se retrouvent dans cette situation est devenu une telle habitude qu'elles en passent directement par-là !. Dans la vie de tous les jours, nous mélangeons assez régulièrement les deux manières de procéder, à divers degrés. La première méthode nous permet de nous sentir honnête, loyal·e. La seconde nous fait nous sentir plus ou moins hypocrite. Je ne pose pour ma part aucun jugement de valeur sur l'une ou l'autre de ces techniques. Je constate simplement des agissements que l'on pratique selon nos capacités à un moment donné. Comme pour ce qui est de la faire comprendre, nous pouvons garder notre attente secrète tout en souhaitant la voir satisfaite ! Autant dire que cette **manière d'agir** ne donne pas de bons résultats !

Les moyens de donner **plus de chances** à une attente sur **un animal** d'être satisfaite.

Nous pouvons nous servir d'une récompense, d'encouragements et éventuellement de menaces physiques dans certains cas. Ce sont des moyens directs. Nous n'utilisons en principe jamais de moyens détournés.

Les moyens de donner **plus de chances** à une attente sur **une divinité** d'être satisfaite.

Dans ce cas, nous pouvons chercher à argumenter soit verbalement dans l'intimité, soit par la pensée. Nous pouvons être sincère ou mentir sur nos intentions, même si en principe ce dernier choix n'apporte rien de plus dans le domaine spirituel ! Nous pouvons donc nous servir de moyens directs ou détournés.

Les moyens de donner **plus de chances** à une attente sur **un objet matériel ou immatériel** d'être satisfaite.

Le seul moyen de donner éventuellement plus de chances à une attente de ce genre d'être satisfaite est de modifier notre propre comportement. C'est un moyen direct.

Les moyens de donner **plus de chances** à une attente sur **nous-même** d'être satisfaite.

Enfin, en ce qui concerne une attente sur nous-même, nous pouvons lui donner plus de chances d'être satisfaite en allant chercher de la motivation. Il s'agit là encore d'un moyen direct.

Assumer une attente

Assumer une attente, c'est prendre sur nous toutes les implications de cette attente pour être capable d'en parler, sur demande ou spontanément, même si parfois elle peut nous faire un peu honte ou peur.

Ne pas l'assumer, c'est ne pas être capable d'en parler, sur demande ou spontanément. Cela arrive souvent à cause **d'émotions, de sentiments, de besoins ou de souhaits concurrents,** comme nous le verrons par la suite.

Assumer une attente, c'est avoir la force de la faire comprendre (souvent clairement) et trouver le moyen de lui donner plus de chances d'être satisfaite (souvent directement). Mais nous pouvons aussi l'assumer tout en gardant le silence, pour toutes sortes de raisons (sociales, professionnelles, familiales, politiques, religieuses…). Nous mettons alors cette attente en "stand-by", mais nous sommes prêt à en parler sur demande ou spontanément dès que cela (re)devient possible.

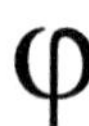

Je vous propose un récapitulatif d'une partie de ce dont je viens de parler. Voici un exemple de ce qui peut se passer lorsque nous avons une attente sur quelqu'un :

Lors d'une soirée, face à des invités, des parents **souhaitent** que leurs enfants s'arrêtent de jouer pour écouter ce que leurs hôtes ont à leur dire.

Une attente naît à cet instant. Il s'agit dans ce cas d'une attente ponctuelle (pour cette situation particulière) venue peut-être s'ajouter à une attente permanente (attente d'être obéis d'une manière générale).

Voici maintenant un exemple de ce qui peut se passer lorsque nous avons une attente sur un animal :

> À un moment donné d'une journée pluvieuse, Sophie qui est une peu nostalgique se sent seule et a **envie** que son chat se montre affectueux avec elle.

> Une attente naît à cet instant. Il s'agit d'une attente ponctuelle. Voici un exemple qui permet de comprendre la différence entre espoir et attente. Dans ce cas, Sophie **attend** vraiment que son chat soit affectueux, avec une certaine détermination et cela, même si elle sait qu'un chat est plutôt indépendant !

Voici un exemple de ce qui se passe lorsque nous avons une attente sur une divinité :

Après une épreuve difficile, Marie acquiert la foi et **souhaite** que Dieu donne un sens à sa vie.

Une attente naît à cet instant. Cette attente sera permanente si Marie conserve sa foi. Elle risque de durer toute sa vie et Marie s'en souviendra lorsqu'elle aura l'impression que cette attente n'est pas satisfaite.

Maintenant, un exemple de ce qui se passe lorsque nous avons une attente sur un objet matériel ou immatériel :

Pedro a **envie** que la grue dont il est le conducteur soit en parfait état.

Une attente naît à cet instant. Il s'agit d'une attente ponctuelle. Ce qui n'empêche pas Pedro d'avoir peut-être une attente permanente d'envie de sécurité, d'une manière générale.

Note : si Pedro avait pensé que le mécanicien devait faire le nécessaire pour que sa grue soit en parfait état, il aurait eu une attente sur quelqu'un. Ce n'est pas le cas dans cet exemple et il attend vraiment que ce soit sa grue en tant qu'objet qui satisfasse son attente.

Voici à présent un exemple de ce qui se produit lorsque nous avons une attente sur nous-même :

Après une période importante d'inactivité, j'ai envie de pratiquer du sport pour me sentir mieux.

Une attente sur moi-même naît à cet instant. Une attente de ce genre est assez souvent ponctuelle. Elle disparaît sitôt qu'elle a été satisfaite ou a été abandonnée. Si je l'oublie en "cours de route", mais qu'une situation particulière m'y refait penser, elle se réactivera à ce moment-là. Je pourrais dans ce cas à nouveau décider de la satisfaire ou de l'abandonner.

Le processus que je décris est très théorique (besoin ou souhait dont on pense qu'il doit être satisfait par quelqu'un, un animal, une divinité, un objet matériel ou immatériel et qui produit ensuite une attente). Dans la réalité, nous procédons de la sorte sans même nous en rendre compte. En tous cas sans entrer dans ce degré de réflexion.

Lorsque nous pensons que nous devrions satisfaire nous-même l'un de nos besoins ou de nos souhaits, nous en sommes en revanche assez souvent conscient·e. Néanmoins, tout au long de cet écrit, je disséquerai chaque étape dans le détail. C'est, je pense, le meilleur moyen de bien faire comprendre l'entier du processus avec ses tenants et ses aboutissants.

L'influence des émotions et des sentiments

Nos émotions et nos sentiments influencent souvent si ce n'est systématiquement notre manière de faire comprendre nos attentes. Afin de l'expliquer, je vais prendre une série d'exemples dont je me resservirai quelques fois par la suite.

Premier exemple

Des parents souhaitent avoir une certaine autorité pour faire respecter les règles de vie en vigueur au sein d'une famille. Ils peuvent par conséquent légitimement attendre que leurs enfants leur obéissent. Il s'agit d'une attente permanente, à laquelle viennent souvent s'ajouter, selon les situations et les moments, une ou plusieurs attentes ponctuelles. Pour cet exemple, admettons qu'ils aient **peur** de " perdre " un peu de l'amour de leurs enfants s'ils leur imposent des règles. Dans les faits, ils souhaitent donc être obéis et c'est ce qu'ils attendent de leurs enfants. Ils n'ont aucun doute là-dessus. S'agissant de l'envie d'être obéis, si capitale pour des parents, il y a des chances pour qu'ils fassent clairement **comprendre** leur attente. C'est au moment où ils voudront **lui donner plus de chances d'être satisfaite** que cela risque de se corser. Ils vont peut-être en passer par des voies détournées, car ils ne sont pas à l'aise avec leur attente à cause de leur **peur** de "perdre" un peu de l'amour de leurs enfants. Ainsi, ils donneront leurs directives (se faire obéir), mais se sentiront obligés tout de suite après d'ajouter un mot ou un geste pour faire comprendre à leurs enfants qu'ils ont quelque chose à y gagner s'ils ne font pas d'histoires. Ils auront donc fait comprendre ouvertement leur attente, puis immédiatement après, se seront servis d'un système de récompense pour faire passer la pilule. S'ils n'avaient pas eu cette peur, ou s'ils avaient pu l'identifier clairement, ces parents auraient probablement mieux assumé leur attente et ainsi peut-être trouvé la force de tenir bon dans leur argumentation et leur détermination. Ils n'auraient pas utilisé cette forme de négociation qui montre à leurs enfants à quel point ils sont mal à l'aise (ce que ces enfants n'oublieront pas !). Que cette attente soit permanente ou ponctuelle ne change pas l'incidence de leur peur sur leur façon de faire comprendre leur attente et surtout, dans ce cas, sur leur volonté de lui donner plus de chances d'être satisfaite.

Deuxième exemple

Max le boulanger a besoin de se reposer la journée pour travailler la nuit. Il pense par conséquent que son entourage doit faire attention à ne pas faire de bruit pendant qu'il dort. Admettons qu'il se mette facilement en colère dès que les gens ne devinent pas d'eux-mêmes ce dont il a besoin. Il a peur de son propre comportement et d'être mal jugé pour cela. En plus, il craint la moquerie, car sa voix est chevrotante quand il hausse le ton. Il en a honte. Ces émotions et ces sentiments (**colère, peur, honte**) lui font comprendre combien il lui sera difficile de parler de son attente. Pour autant, il ne peut pas l'abandonner, car le besoin qui se tient derrière elle est vital. Dans ce cas, il va déjà commencer par faire comprendre son attente par un moyen indirect (par exemple, en ayant des mouvements d'humeur à son réveil pour bien faire remarquer qu'il n'a pas assez dormi). S'il pense que son attente a fini par être comprise par ce biais, il va probablement en passer par des voies détournées pour lui donner plus de chances d'être satisfaite. Cela n'est évidemment pas une règle, mais s'il n'a pas pu clairement parler de son attente et qu'il a choisi de la faire comprendre par des moyens indirects, il y a de fortes chances pour que la suite en passe aussi par des voies détournées. Il pourra donc par exemple se poser en victime pour faire pitié ou utiliser d'autres techniques pour faire comprendre à celles et ceux que cela concerne ce qu'il n'arrive pas à leur dire en face, c'est-à-dire faire le nécessaire pour qu'il puisse se reposer. Là encore, l'influence d'émotions et de sentiments particuliers interfère sur sa manière de faire comprendre son attente et sur celle de faire ce qu'il faut pour lui donner plus de chances d'être satisfaite.

Troisième exemple

Freddy a envie d'être obéi par son chien parce qu'il vit dans un hameau tranquille où les gens n'aiment pas entendre des aboiements intempestifs. Il pense que si son chien aboyait moins souvent, il serait plus apprécié par ses voisins. C'est son attente. Admettons que Freddy craigne de passer pour un "tyran" face à sa fille s'il dit à son chien de se taire à chaque fois qu'il aboie. Cette **peur** va exercer une influence sur sa capacité à faire clairement comprendre à son chien ce qu'il attend de lui. Une attente de ce genre qui n'est pas comprise par l'animal en question n'a aucune chance d'être satisfaite ! Freddy ne pourra donc pas éduquer son chien correctement. Par la suite, il aura peut-être tendance à mettre la faute sur ses voisins plutôt que de se remettre en question dans son rôle de maître. Il s'agit une fois de plus de la conséquence d'une imbrication entre une émotion et une attente.

Quatrième exemple

Marie souhaite donner un sens à son existence. Elle pense que Dieu doit l'aider dans cette quête. C'est ce qu'elle attend de Lui. Elle sait qu'il lui suffit d'y penser pour faire comprendre son attente. Savoir si elle est entendue est une autre histoire, mais après tout, elle est croyante ! Marie a **honte** de certains de ses comportements dans l'existence que des personnes de son entourage jugent un peu trop dévoyée. Elle se dit que Dieu ne voudra jamais l'aider. Elle tente de marchander avec Lui en lui promettant qu'elle aura une vie saine et apaisée s'Il veut bien lui montrer la voie qu'elle doit suivre. Si Marie n'avait pas eu honte de son comportement, elle aurait très certainement fait sa demande à Dieu avec sincérité et non en cherchant à marchander. Pour une croyante, se mentir à soi-même et marchander avec Dieu est une mauvaise action qui s'ajoute à sa honte d'avoir – ce qu'elle croit être – une vie dévoyée.

Comme nous commençons à le voir, nos émotions et nos sentiments (**peur** de perdre l'amour de nos enfants, de nos parents, de notre conjoint·e, **peur** d'être mal jugé·e par les autres, **peur** de se tromper, bref, toutes sortes de peurs, mais aussi **amour** d'un proche, **honte** vis-à-vis d'une personne, **colère**, **tristesse**, **dégoût**, etc.) influencent notre façon de faire comprendre nos attentes ainsi que notre manière d'agir pour leur donner plus de chances d'être satisfaites. Pour être précis, nous sommes clairement capable de définir qui doit satisfaire notre besoin ou notre souhait. Ceci nous permet d'avoir une attente assumée pendant quelques instants, mais très rapidement, des émotions et des sentiments nous retiennent plus ou moins d'en parler. Nous nous retrouvons dès lors souvent devant les mêmes options :

- Nous n'arrivons pas du tout à faire comprendre notre attente et agir pour qu'elle ait plus de chances d'être satisfaite (d'une façon ou d'une autre). Nous gardons dans ce cas notre attente entièrement sous silence. C'est une attente secrète.

- Nous avons tout de même assez de courage pour la faire comprendre, mais plutôt indirectement que directement.

- En admettant que nous ayons fait comprendre notre attente, nous en passons plutôt par des procédés détournés pour lui donner plus de chances d'être satisfaite (exagération, mensonges et éventuellement chantage affectif, victimisation, marchandage, menaces sous-entendues…)

Nous pourrions aussi décider d'abandonner sans regret notre attente ! Mais dans bien des cas, cela nous est tout simplement impossible, car elle est importante pour nous, voire vitale !

Je rappelle encore que la **joie** exerce une grande influence dans notre désir de faire comprendre nos attentes. Contrairement à d'autres émotions ou sentiments, elle peut plutôt nous aider à en parler, mais ce n'est pas une règle pour autant !

L'influence des émotions et des sentiments sur notre capacité à faire comprendre nos attentes ou leur donner plus de chances de les voir satisfaites est la même, qu'il s'agisse d'une attente sur **quelqu'un**, sur **un animal** ou sur **une divinité**.

Lorsque nous avons une attente sur un **objet matériel ou immatériel**, nous n'avons pas à la faire comprendre à cet objet ! En revanche, nos émotions et nos sentiments peuvent nous empêcher d'avoir le comportement qui nous permettrait de donner plus de chances à une attente de ce genre d'être satisfaite (en changeant notre comportement).

En ce qui concerne une attente sur **nous-même**, les émotions et les sentiments qui côtoient cette attente n'ont là non plus pas d'incidence sur notre façon de nous la faire comprendre, puisque cela n'est pas nécessaire ! En revanche, ils influencent là encore notre capacité à lui donner plus de chances d'être satisfaite (au travers de notre motivation).

L'influence des besoins et des souhaits concurrents

Nous avons régulièrement des besoins ou des souhaits simultanément présents en nous qui ne peuvent être correctement satisfaits en même temps, bien qu'ils nous paraissent pourtant aussi importants les uns que les autres. Si au même moment, chacun d'entre eux est à l'origine d'une attente, ces attentes deviennent "concurrentes".

Pour l'expliquer, je vais reprendre l'exemple des parents : ils veulent être obéis d'une manière générale en qualité d'éducateurs (c'est une envie, une très forte **envie** !). Elle génère une attente permanente. Occasionnellement, cette envie s'applique à une situation particulière. Ils ont dans ce cas une attente ponctuelle. Mais ils ont en même temps envie de se sentir aimés par leurs enfants en tant que parents. S'ils pensent que ces deux envies doivent être satisfaites simultanément par leurs enfants, ils auront deux attentes. Il leur sera difficile de parler de l'une et de l'autre tant elles s'influenceront mutuellement. Voici ce principe illustré sur la page suivante :

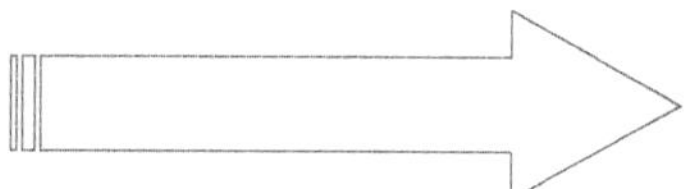

Envies des parents, aussi importantes et prioritaires l'une que l'autre, dont ils pensent qu'elles doivent être satisfaites en même temps par leurs enfants.

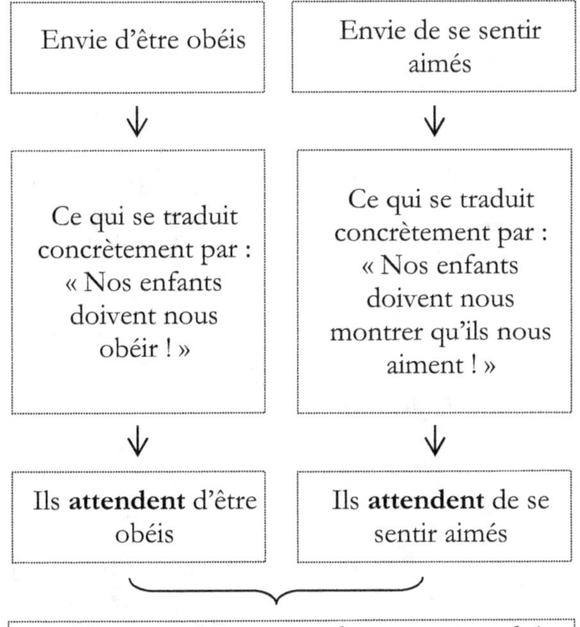

Autre cas de figure :

Envies des parents aussi importantes l'une que l'autre. Dans ce cas, ces parents ont décidé que l'une était provisoirement prioritaire, l'autre provisoirement secondaire.

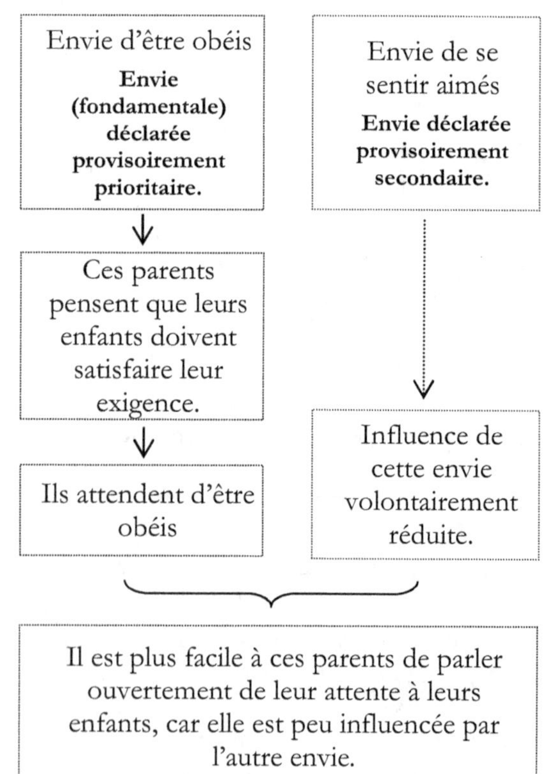

Ces parents seront cette fois-ci dans de meilleures conditions pour assumer leur attente, la faire comprendre et lui donner plus de chances d'être satisfaite, par quelque moyen que ce soit. Il se peut qu'en plus, le fait d'assumer cette attente puisse les faire choisir des moyens directs plutôt qu'indirects pour la faire comprendre et des voies directes plutôt que détournées pour lui donner plus de chances d'être satisfaite. Ce n'est pas une règle, mais c'est une option qui s'ouvre alors.

Le principe est le même pour une attente sur quelqu'un, un animal ou une divinité. Lorsque nous avons une attente sur un objet matériel ou immatériel, nous n'avons pas à la faire comprendre à cet objet. En revanche, un besoin ou un souhait concurrent peut avoir de l'influence sur notre façon de l'assumer et par voie de conséquence sur celle de lui donner plus de chances d'être satisfaite (en changeant notre comportement). En ce qui concerne une attente sur nous-même, les besoins ou les souhaits concurrents qui côtoient notre attente n'ont là non plus pas d'incidence sur notre façon de nous la faire comprendre, puisque cela n'est pas nécessaire ! Ils peuvent néanmoins influencer notre capacité d'assumer notre attente et celle de lui donner plus de chances d'être satisfaite (au travers de notre motivation).

Comme vous aurez pu le constater tout au long de ces deux derniers chapitres, l'influence des émotions et des sentiments d'un côté et l'influence de besoins ou de souhaits concurrents de l'autre ont des conséquences très similaires. Elles se cumulent souvent.

Nous pouvons encore remarquer que ce qui est une émotion dans un cas (la **peur** de perdre l'amour de ses enfants) peut devenir une envie dans l'autre (l'envie d'être aimé·e par ses enfants).

Ce transfert est des plus courants : l'envie d'amour de la part de ses enfants est directement issue de la peur de perdre leur amour.

Ce transfert est des plus courants : l'envie d'amour de la part de ses enfants est directement issue de la peur de perdre leur amour.

Les attentes ressenties comme légitimes et les attentes irrationnelles

Je voudrais maintenant classer nos attentes (toutes sortes confondues) en deux catégories bien distinctes. Je vais commencer par celles qui sont le reflet de valeurs universellement partagées.

Les attentes ressenties comme légitimes.

J'apporte cette précision (ressenties), car ainsi que vous le verrez, il s'agit d'une dénomination variable pour selon qui en parle. Mais avant tout, comment définir une attente ressentie comme légitime ? Nous ne vivons en effet pas dans un monde binaire, avec d'un côté ce qui est vrai pour absolument tout le monde et de l'autre le reste ! Chacun·e a ses propres critères pour décider si son attente est légitime ou pas. La zone grise est donc plutôt vaste, je dirais même très vaste ! À titre d'anecdote, il arrive fréquemment que les attentes que nous considérons comme parfaitement légitimes soient jugées par d'autres comme ne l'étant pas du tout ! Voici un exemple illustrant cette zone grise : imaginez que votre filleule trouve que, d'une manière générale, vous ne vous inquiétez pas assez de ce qu'elle fait dans l'existence. Elle a besoin d'attention et pense que vous devriez lui montrer plus d'intérêt. C'est ce qu'elle attend de vous. Elle ne vous le fait cependant pas clairement comprendre. De votre côté, vous trouvez que vous en faites déjà bien assez. Vous avez même tendance à attendre que ce soit elle qui prenne plus souvent de vos nouvelles ! Vous pensez qu'elle devrait vous montrer de la reconnaissance (satisfaire votre besoin de reconnaissance). Vous ne lui faites pas comprendre non plus. Qui a raison ? Qui a tort ? Qui peut décider qu'un besoin et par voie de conséquence l'attente qu'il peut parfois générer est légitime ou pas ? Vous pouvez bien sûr tenter d'y réfléchir de manière impartiale. Mais dans ce cas, qui est assez sage pour prétendre détenir la vérité universelle ? Sans compter que ce qui vous semble évident un jour ne l'est plus forcément le lendemain. L'humeur a aussi son mot à dire ! Il s'agit donc d'un avis impossible à trancher sans parti-pris. Je l'ai par conséquent abordé pour ma part en faisant la synthèse entre ce que la société dans son ensemble considère comme étant légitime en fonction des progrès humains accomplis depuis que l'homme est installé sur cette planète et ce que l'on a souvent tendance à estimer comme légitime à titre personnel. Autant savoir tout de suite qu'il ne s'agit pas d'une mise en catégories qui pourrait servir d'échelle de valeurs pour vous juger en fonction des réponses ! Ce chapitre dédié à la définition des attentes n'est là que pour aider à comprendre un mode de fonctionnement. Il n'y a derrière lui aucune intention d'en profiter pour donner des leçons. Nous avons tous des attentes dont une partie peut être présente dans l'une ou l'autre des catégories dont il sera question.

Voici donc mon approche dans ce cas précis:

Les attentes ressenties comme légitimes regroupent sans discussion possible celles issues d'un besoin ou d'un souhait en lien avec la dignité humaine. J'entends par dignité humaine le sens que le droit international lui donne, c'est-à-dire : le droit à la vie, à l'intégrité physique et mentale de la personne, le droit de ne pas subir de torture, de peines ou de traitements inhumains ou dégradants, le droit de ne pas être contraint à l'esclavage ou au travail forcé. Ces droits ont pour fonction de préserver certains de nos besoins fondamentaux. Nous pouvons par conséquent attendre des gens qui nous entourent que ces droits nous soient acquis à chaque instant de notre existence, pour autant bien sûr que nous nous comportions nous-même correctement avec nos semblables ! Dès lors, penser que telle ou telle personne nous doit le respect en tant qu'être humain produit de fait ce que j'appelle une attente ressentie comme légitime. Nous pouvons aussi avoir des besoins ou des souhaits en lien avec la dignité humaine que nous estimons devoir satisfaire nous-même. Ils deviennent alors des attentes sur nous-même. Par exemple, si je souhaite montrer que je suis une personne de bonne moralité, je peux penser que je dois satisfaire cette envie en me comportant correctement avec autrui. J'aurais dans le même temps fait naître une attente sur moi-même.

Nous pouvons y ajouter les attentes qui découlent d'un besoin ou d'un souhait en lien avec la fonction. Il s'agit souvent dans ce cas d'un besoin de reconnaissance ou d'un besoin apparenté. J'entends par " fonction " tout ce qui se rattache à une fonction particulière, qu'elle soit professionnelle ou non (peintre en bâtiment, avocat·e, mère ou père au foyer, artiste, paysan·ne commerçant·e, chef·fe d'entreprise, écrivain·e...). La condition dans ce cas pour être respecté·e dans sa fonction est bien entendu d'en être digne ! Un peintre en bâtiment qui salope son travail perd le droit au respect dû à sa fonction, un parent qui maltraite ses enfants perd le droit au respect dû à sa fonction, etc. À l'inverse, une personne qui fait honneur à sa fonction peut légitimement attendre d'être respectée, au moins à ce titre-là. Comme indiqué auparavant, certains de ces besoins ou de ces souhaits peuvent devenir au gré d'une pensée, des attentes sur nous-même. Par exemple, si j'ai envie d'être un bon parent, je peux penser que je dois satisfaire cette envie en me comportant correctement. J'aurais de la sorte fait naître une attente sur moi-même.

Je joindrai encore à cette liste les attentes issues d'une envie ou d'un besoin en relation avec le confort minimum, à savoir celui de recevoir des soins, d'être protégé·e par la police ou l'armée, le besoin de tranquillité, de recevoir de l'aide lorsque cela s'avère nécessaire, d'être traité·e correctement par ses pairs, l'envie de bénéficier de loisirs … Bref, les besoins et les envies qui ont fait naître des droits qui, dans une société moderne, semblent le minimum acquis pour tout le monde. Ces droits ne sont évidemment pas les mêmes partout sur cette planète et libre à chacun·e d'ajuster cette liste en fonction du lieu où il ou elle se trouve. Par voie de conséquence, les attentes qui découlent de ces besoins et de ces envies reprennent leurs principes : attente d'être respecté·e, protégé·e, soigné·e, aidé·e…

Dans cette famille très vaste des attentes pouvant être ressenties comme légitimes, j'en rajouterai encore deux, un peu différentes, mais néanmoins importantes. Il y a tout d'abord les attentes issues d'une envie liée à la vie domestique. Il s'agit dans ce cas souvent d'un souhait d'équité. Voici de quoi l'imager au travers de quelques exemples : « J'ai fait la vaisselle hier et j'attends qu'elle la fasse aujourd'hui ! », « Je me suis occupée des enfants tout le week-end et j'attends qu'il s'en charge ce soir… », « Je m'occupe toujours des réparations ; j'attends qu'il s'y emploie cette fois-ci », « Elle m'a préparé le repas toute la semaine, je vais m'en occuper ce soir ! » (Attente sur moi-même), etc.

Il pourrait enfin y avoir les attentes nées d'exigences personnelles liées à la politesse, dans le sens général. Elles sont secondaires pour certaines personnes, importantes pour d'autres. Pour celles-ci au moins, il s'agit donc d'attentes qu'elles ressentent comme vraiment légitimes.

Voici maintenant une série d'exemples d'attentes en lien avec un besoin ou un souhait ressenti comme légitime. J'indiquerai parfois entre parenthèses la catégorie qui pourrait correspondre à ce genre d'attentes, bien que cela reste très subjectif.

Attente ressentie comme légitime (sur **quelqu'un**) :

- Sophie est responsable de la sécurité dans son entreprise. Pour assurer sa fonction, elle a ponctuellement besoin d'être obéie par ses collègues. C'est donc ce qu'elle attend légitimement d'eux, notamment lorsqu'elle organise des exercices d'évacuation en cas d'incendie. (fonction)

Attente ressentie comme légitime (sur un **animal**) :

- Amandine est cavalière. Elle veut contrôler le comportement de son cheval pour ne pas se mettre en danger ni elle ni son entourage et elle peut donc penser que son cheval **doit** lui obéir. C'est ce qu'elle attend de lui.

Attente ressentie comme légitime (sur une **divinité**).

Note : pour une personne non croyante, il paraîtra illogique qu'une croyance engendre une attente légitime ! Pour elle, une attente de ce genre ne peut qu'être irrationnelle, comme nous verrons de quoi il s'agit par la suite. Pourtant, du point de vue de la personne croyante, il s'agit d'une attente ressentie comme légitime. Comme nous ne sommes pas là pour juger ni faire un concours, mais uniquement pour tenter de mieux comprendre certains mécanismes liés aux attentes, cette dénomination qui peut varier pour une personne ou pour une autre n'a sur le fond pas grande importance dans ce cas précis.

- Marie a décidé de croire en Dieu pour donner un sens à sa vie. Elle peut donc légitimement penser que Dieu **doit** l'éclairer dans sa quête. C'est en tout cas ce qu'elle attend de lui.

Ensuite, deux exemples d'attentes ressenties comme légitimes sur deux **objets, l'un matériel et l'autre immatériel.**

- Paulo est grutier. Il a besoin de se sentir en sécurité. C'est un besoin légitime. Il veut par conséquent pouvoir compter sur sa grue lorsqu'il se trouve aux commandes et c'est ce qu'il attend d'elle.

- Joseph est un homme qui a souffert. Il espère que l'avenir sera meilleur pour lui. Même si cela est discutable, il peut par conséquent légitimement penser que le destin **doit** le favoriser pour la suite de son existence. C'est son attente sur le destin.

Voyons à présent une attente ressentie comme légitime concernant un besoin ou une envie que nous avons décidé de satisfaire **nous-même.**

- Audrey a besoin de valeurs morales pour donner un sens à sa vie. Elle pense qu'elle **doit** montrer l'exemple en ayant un comportement digne, sans s'occuper de ce que font les autres. Elle aura dans ce cas une attente sur elle-même.

Je dois ajouter à partir de maintenant un qualificatif aux attentes ressenties comme légitimes, lorsque nous n'en parlons pas, ou lorsque nous ne faisons rien pour qu'elles aient plus de chances d'être satisfaites. Elles deviennent dans ce cas des **attentes ressenties comme légitimes qui ne peuvent être satisfaites que par hasard** ! Cette précision ne concerne que les attentes ressenties comme légitimes que l'on a sur quelqu'un ou sur un animal. Je rappelle en effet qu'il est possible de donner à nos attentes sur une divinité, sur un objet ou sur nous-même plus de chances d'être satisfaites par le biais de notre comportement ou de notre motivation. Il n'y a donc dans ce cas pas que le hasard qui intervienne.

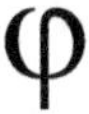

Les attentes irrationnelles

Voici maintenant un autre genre d'attentes. Il s'agit des attentes irrationnelles. Elles naissent lorsque nous pensons durablement que quelqu'un, un animal, une divinité, un objet matériel ou immatériel ou nous-même, doit satisfaire l'une de nos envies alors que l'attente qui en découle est insensée.

À l'énoncé de cette définition, certain·e·s d'entre vous se demanderont immédiatement comment peut-on avoir une attente irrationnelle sans être un rêveur, un fou ou un idiot ? La plupart du temps, tout simplement en faisant un déni de réalité passager ! Il s'agit d'un acte commun de la vie de tous les jours. Faire un déni de réalité, dans ce cas précis, c'est refuser temporairement de réfléchir au côté saugrenu qu'il y a d'attendre dans une situation particulière que quelqu'un ou quelque chose satisfasse certaines de nos envies !

Tout le monde agit pourtant de la sorte de temps à autre, y compris les plus sages d'entre nous.

C'est généralement une envie secondaire, voire carrément fantaisiste qui sert de point de départ à ce genre de pensées, puis d'attentes. Elles sont issues pour beaucoup de notre jalousie, de nos caprices ou de notre orgueil.

La particularité d'une attente irrationnelle est que nous ne l'assumons généralement pas ou mal, qu'au mieux nous la faisons comprendre indirectement (s'il s'agit d'une attente sur quelqu'un ou sur un animal) sans vraiment chercher à lui donner plus de chances d'être satisfaite. Ceci nous incite par conséquent souvent à avoir une attente irrationnelle **et** secrète si elle concerne une personne ou un animal. (et une simple attente irrationnelle s'il s'agit d'une attente sur une divinité, un objet matériel ou immatériel ou sur nous-même puisqu'il n'est dès lors pas nécessaire d'en parler).

Il existe une infinie variété d'attentes irrationnelles. En voici un exemple des plus extrêmes : admettons qu'Antonio, un jeune homme au demeurant sensé et équilibré, attende que son associé aille travailler à sa place pendant qu'il reste lui-même tranquillement à la maison pour se reposer ! l'envie qui se tient derrière son attente est une **envie d'oisiveté** qui dans ce cas relève du caprice ! Il s'agit donc clairement d'une attente irrationnelle ! En effet, Antonio devrait s'apercevoir, s'il se donnait la peine d'y réfléchir, que son attente ne peut en aucun cas être considérée comme légitime ! Elle n'est que le reflet d'une envie dont il pense qu'elle devrait être satisfaite par son associé.

Nous avons aussi parfois des attentes irrationnelles sur nous-même. Cela arrive lorsque nous nous imposons de satisfaire seul·e certaines envies fantaisistes ou totalement hors de notre portée. Je ne parle pas ici du dépassement de soi, mais vraiment de la volonté d'entreprendre quelque chose qui est normalement irréalisable par soi-même. Il arrive néanmoins que la chance soit au rendez-vous chez certaines personnes qui ont de telles attentes. Dans ce cas, elles en retirent une grande fierté. Pour autant, le ratio coût/bénéfice est la plupart du temps très largement plutôt en faveur du coût que du bénéfice, sans compter que ce coût est aussi assez régulièrement à partager avec quelqu'un d'autre, parfois quelque chose !

En poussant la réflexion un peu plus loin, nous pourrions facilement trouver d'autres genres d'attentes que les deux dont j'ai parlé jusqu'ici. Je les ai retenues parce qu'elles me semblaient être les plus caractéristiques.

Récapitulatif

87

Je vous propose dans les pages suivantes des croquis explicatifs regroupant les différentes phases du processus dont il a été question jusqu'alors. Le premier tableau montre le cheminement d'une attente d'une personne qui pense que quelqu'un doit satisfaire l'un de ses besoins ou de ses souhaits. Ensuite, nous passerons à une attente sur un animal, une divinité, un objet matériel ou immatériel et enfin une attente sur nous-même.

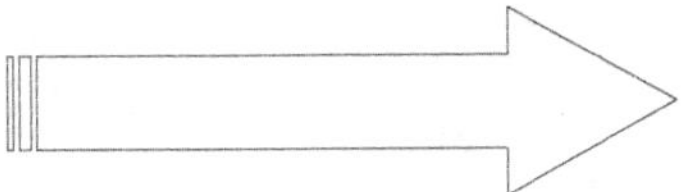

Attente sur quelqu'un. Par exemple,

Max a absolument besoin de se reposer.

> Besoin qui peut être partiellement ou totalement satisfait par quelqu'un.

> Pensée définissant qui doit satisfaire ce besoin. Verdict : « Jacques et Adeline doivent faire attention à ne pas faire de bruit ! »

> Cette pensée s'installe dans le temps et se transforme en attente.

> Attente que ce besoin soit satisfait par la ou les personnes choisies pour le faire. « J'attends que Jacques et Adeline fassent attention à ne pas faire de bruit ! ».

> Influence éventuelle d'émotions, de sentiments, de besoins ou de souhaits concurrents.

> Cette attente (« J'attends que Jacques et Adeline fassent attention à ne pas faire de bruit ! ») probablement accompagnée d'émotions, de sentiments, de besoins ou de souhaits concurrents va durer jusqu'à ce qu'elle soit satisfaite, abandonnée ou oubliée !

Ce besoin sera présent tout au long du processus.

Cette attente est ressentie comme légitime. Selon les conditions exigées pour obtenir ce résultat, il aurait pu s'agir d'une attente irrationnelle.

Cette attente peut être ponctuelle ou permanente.

Max assume peut-être son attente, ou pas !

Max peut faire comprendre son attente par des moyens directs ou indirects. Ou ne rien faire !

Max peut donner plus de chances à son attente d'être satisfaite. Il peut le faire sans mentir ni exagérer, ou prendre des voies plus ou moins détournées. Il peut aussi conserver son attente secrète en ne faisant rien pour lui donner plus de chances d'être satisfaite.

Concrétisation de cette attente = Attente satisfaite : Jacques et Adeline font attention à ne pas faire de bruit.

Besoin satisfait pour cette attente, mais peut-être toujours présent en tant que tel.

Si cette attente n'est pas satisfaite, elle va perdurer

Attente sur un animal. Par exemple,

Amandine veut que son cheval lui obéisse.

Désir qui peut être partiellement ou totalement satisfait par un animal.

Pensée définissant qui doit satisfaire ce désir. Verdict : « Mon cheval doit faire ce que je lui demande de faire ! »

Cette pensée s'installe dans le temps et se transforme en attente.

Attente que ce désir soit satisfait par l'animal choisi pour le faire. « J'attends que mon cheval fasse ce que je lui demande de faire ! »

Influence éventuelle d'émotions, de sentiments, de besoins ou de souhaits concurrents.

Cette attente (« J'attends que mon cheval fasse ce que je lui demande de faire ! ») probablement accompagnée d'émotions, de sentiments, de besoins ou de souhaits concurrents va durer jusqu'à ce qu'elle soit satisfaite, abandonnée ou oubliée !

Ce désir sera présent tout au long du processus.

Cette attente est ressentie comme légitime. Selon les conditions exigées pour obtenir ce résultat, il aurait pu s'agir d'une attente irrationnelle.

Cette attente peut être ponctuelle ou permanente.

Amandine assume peut-être son attente, ou pas !

Amandine peut faire comprendre son attente, plutôt par des moyens directs.

Amandine peut donner plus de chances à son attente d'être satisfaite. (Encouragements, récompense, voire menaces physiques en cas de danger…) Elle peut ne rien faire et cette attente restera donc secrète.

Concrétisation de cette attente = Attente satisfaite : Le cheval d'Amandine fait ce qu'elle lui demande de faire.

Désir satisfait pour cette attente, mais peut-être toujours présent en tant que tel.

Si cette attente n'est pas satisfaite, elle va perdurer

Attente sur une divinité. Par exemple, Marie a envie de croire en Dieu pour l'aider à traverser ses épreuves.

Envie qui peut être partiellement ou totalement satisfaite par une divinité.

Pensée définissant qui doit satisfaire cette envie. Verdict : « Dieu doit me donner la force de traverser mes épreuves ! »

Cette pensée s'installe dans le temps et se transforme en attente.

Attente que cette envie soit satisfaite par la divinité choisie pour le faire. « J'attends que Dieu me donne la force de traverser mes épreuves ! »

Influence éventuelle d'émotions, de sentiments, de besoins ou de souhaits concurrents.

Cette attente (« J'attends que Dieu me donne la force de traverser mes épreuves ! ») probablement accompagnée d'émotions, de sentiments, de besoins ou de souhaits concurrents va durer jusqu'à ce qu'elle soit satisfaite, abandonnée ou oubliée !

Cette envie sera présente tout au long du processus.

Cette attente est ressentie comme légitime par Marie. Pour les personnes non croyantes, une telle attente est irrationnelle.

Cette attente sera plus certainement permanente que ponctuelle.

Marie assume peut-être son attente, ou pas !

Marie peut faire comprendre son attente par des moyens directs (pensée ou parole).

(Dans sa logique) Marie peut donner plus de chances à son attente d'être satisfaite au travers d'une argumentation avec Dieu, qu'elle soit sincère ou mensongère.

Concrétisation de cette attente = Attente satisfaite : Marie estime que Dieu lui a donné la force de traverser ses épreuves.

Envie satisfaite pour cette attente, mais peut-être toujours présente en tant que telle.

Si cette attente n'est pas satisfaite, elle va perdurer.

Attente sur un objet matériel ou immatériel.
Par exemple, un pilote a besoin de compter sur son avion lorsqu'il prend l'air.

<table>
<tr><td>Besoin qui peut être satisfait par un objet (matériel dans ce cas).</td></tr>
</table>

<table>
<tr><td>Pensée définissant qui doit satisfaire ce besoin. Verdict : « Mon avion doit être fiable quand je suis en vol ! »</td></tr>
</table>

<table>
<tr><td>Cette pensée s'installe dans le temps et se transforme en attente.</td></tr>
</table>

<table>
<tr><td>Attente que ce besoin soit satisfait par l'objet choisi pour le faire. « J'attends que mon avion tienne le coup quand je prends l'air ! »</td></tr>
</table>

<table>
<tr><td>Influence éventuelle d'émotions, de sentiments, de besoins ou de souhaits concurrents.</td></tr>
</table>

<table>
<tr><td>Cette attente (« J'attends que mon avion tienne le coup quand je prends l'air ! ») probablement accompagnée d'émotions, de sentiments, de besoins ou de souhaits concurrents va durer jusqu'à ce qu'elle soit satisfaite, abandonnée ou oubliée !</td></tr>
</table>

Ce besoin sera présent tout
au long du processus.

Cette attente est ressentie comme
légitime. Selon les conditions
exigées pour obtenir ce résultat, il
aurait pu s'agir d'une attente
irrationnelle.

Cette attente peut être ponctuelle
ou permanente.

Ce pilote assume peut-être
son attente, ou pas !

Ce pilote n'a pas à faire comprendre
son attente à son avion !

Ce pilote peut éventuellement donner
plus de chances à son attente d'être
satisfaite en changeant son propre
comportement.

Concrétisation de cette attente =
Attente satisfaite : L'avion a été
parfaitement fiable tout au long du vol.

Besoin satisfait pour cette attente,
mais peut-être toujours présent en tant
que tel.

Si cette attente n'est pas satisfaite,
elle va perdurer.

Attente sur nous-même. Par exemple, j'ai envie de pratiquer du sport pour rester en forme.

Envie que je peux satisfaire **moi-même.**

Pensée définissant qui doit satisfaire cette envie. Verdict : « Je dois faire plus de sport pour me maintenir en bonne santé ! »

Cette pensée s'installe dans le temps et se transforme en attente.

Attente sur moi-même. « Je dois faire du sport pour me maintenir en bonne santé ! »

Influence éventuelle d'émotions, de sentiments, de besoins ou de souhaits concurrents.

Cette attente (« Je dois faire plus de sport pour me maintenir en bonne santé ! ») probablement accompagnée d'émotions, de sentiments, de besoins ou de souhaits concurrents va durer jusqu'à ce qu'elle soit satisfaite, abandonnée ou oubliée !

Cette envie sera présente tout
au long du processus.

Cette attente est ressentie comme
légitime. Selon les conditions
exigées pour obtenir ce résultat, il
aurait pu s'agir d'une attente
irrationnelle.

Cette attente peut être ponctuelle
ou permanente.

J'assume peut-être
mon attente, ou pas !

Je n'ai pas à me faire comprendre
ma propre attente !

Je peux m'aider à donner plus de
chances à mon attente d'être
satisfaite en trouvant de la
motivation !

Concrétisation de cette attente =
Attente satisfaite : Je me suis mis à
pratiquer du sport depuis quelques
semaines.

Envie satisfaite pour cette attente,
mais peut-être toujours présente en
tant que telle.

Si cette attente n'est pas satisfaite,
elle va perdurer.

Et maintenant un récapitulatif des dénominations d'attentes :

> Une attente ressentie comme légitime garde cette appellation tant que l'on cherche :
>
> - à la faire comprendre par un moyen direct ou indirect,
>
> - à lui donner plus de chances d'être satisfaite de manière directe ou détournée.

> Elle devient une attente ressentie comme légitime qui ne peut être satisfaite que par hasard dès que :
>
> - nous ne la faisons pas comprendre du tout,
>
> - nous ne faisons rien pour lui donner plus de chances d'être satisfaite.
>
> Cette **attitude** est illogique si l'on souhaite vraiment satisfaire l'une de nos attentes sur quelqu'un ou sur un animal.

Une attente irrationnelle garde cette appellation, que l'on cherche :

- à la faire comprendre par un moyen direct ou indirect (c'est souvent ce second choix qui est privilégié),

- à lui donner plus de chances d'être satisfaite de manière directe ou détournée (c'est là encore ce second choix qui est souvent privilégié).

- à ne pas la faire comprendre du tout et à ne rien faire pour lui donner plus de chances d'être satisfaite..

Ce qui est illogique ici est de décider qu'une de nos envies futiles devrait être satisfaite (par une personne ou une chose en particulier).

Les conséquences

Il est à noter que certaines conséquences dont il est question dans ce chapitre n'intéresseront absolument pas une personne qui aurait une patience telle qu'elle pourrait avoir des attentes insatisfaites qui durent même très longtemps sans jamais pour autant ressentir le moindre agacement ! Je n'en connais pour ma part aucune !

Je vais par conséquent passer en revue les conséquences que provoquent pour la plupart d'entre nous nos attentes en les divisant en cinq catégories auxquelles se combinent les attentes ressenties comme légitimes et les attentes irrationnelles. Cette liste n'a rien de scientifique et ne reflète que mon avis.

Mais avant, je reviens sur un point important. Les conséquences négatives ou positives d'une attente sont directement issues de la **détermination** que l'on met derrière les affirmations : « Je veux que… ! », « Je voudrais que… ! », « J'aimerais que… ! » à l'instant où l'on choisit qui doit satisfaire notre attente.

Cette liste est forcément incomplète et les réponses mises en avant ne représentent qu'une possibilité parmi d'autres. À chacun·e de l'adapter selon ses propres critères. Je vais commencer par les attentes **ponctuelles** sur quelqu'un.

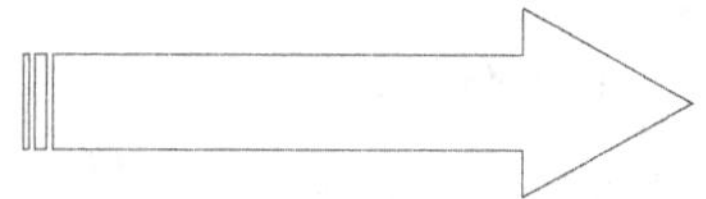

Attente sur quelqu'un

La dépendance

Une attente sur quelqu'un ne peut être satisfaite que par une ou plusieurs personnes en particulier. Elle nous rend par conséquent forcément dépendant·e de cette ou ces personnes ! L'essentiel est dit dans l'énoncé de la formule. Nous pouvons bien sûr participer dans une certaine mesure à faire comprendre cette attente, puis à faire en sorte qu'elle ait plus de chances d'être satisfaite, mais l'effet de cette participation est toujours incertain.

<u>Si cette attente est satisfaite</u> :

Une attente ressentie comme légitime, qui a été satisfaite après que nous l'ayons **<u>clairement fait comprendre</u>** et/ou que nous l'ayons expliqué honnêtement, procure généralement un plaisir qui est évidemment très variable d'une personne à l'autre, d'un moment à l'autre, mais qui est plutôt agréable et rarement excessif. Il nous apparaît comme un plaisir juste.

Une attente ressentie comme légitime qui a été satisfaite après que nous l'ayons **<u>fait comprendre indirectement</u>** et/ou que nous lui ayons donné plus de chances d'être satisfaite en en passant par une voie détournée (mensonge, éventuellement marchandage, chantage affectif, rapport de force par le biais d'allusions…) fait souvent naître un plaisir assez fort, dans la mesure où nous avons le sentiment d'avoir été très malin/maligne pour en arriver là. Pour la même raison, ce plaisir est parfois teinté de culpabilité, car en interrogeant notre conscience, nous savons que nous n'avons pas été loyal·e.

Une **attente ressentie comme légitime** que nous n'avons pas fait comprendre du tout, pour laquelle nous n'avons rien fait pour lui donner plus de chances d'être satisfaite et qui l'a quand même été est une **attente ressentie comme légitime qui a été satisfaite par hasard** ! Si nous avons un éclair de lucidité (de pensée rationnelle), nous comprendrons que nous n'aurons probablement pas deux fois autant de chance. Si ce n'est pas le cas et que nous continuons de penser que cette attente pouvait être satisfaite comme par magie, nous pourrons alors peut-être justement croire que nous disposons d'un pouvoir particulier, quasi surnaturel ! Certaines personnes (ou les mêmes) peuvent aussi en retirer une grande vanité, selon un principe que j'expliquerai plus loin[1].

Une attente irrationnelle qui a été satisfaite par hasard a les mêmes conséquences que celles décrites dans le paragraphe précédent.

Une attente irrationnelle qui a été satisfaite après que nous l'ayons **fait comprendre directement ou indirectement** et/ou que nous lui ayons donné plus de chances d'être satisfaite en en passant par une voie directe ou détournée peut là aussi nous donner le sentiment d'être plus malin/maligne que les autres. En effet, s'apercevoir que nous avons trouvé assez d'arguments pour voir satisfaite une attente irrationnelle est plutôt plaisant et peut flatter l'orgueil, parfois à l'excès.

<u>Si cette attente n'est pas satisfaite</u> :

Le fait de considérer qu'une attente **doit** être satisfaite (c'est un dû) peut produire beaucoup de frustration si elle ne l'est pas.

Ce sont les divers degrés de frustration liés aux attentes insatisfaites dont il sera question ci-après.

Une attente ressentie comme légitime qui n'a pas été satisfaite après que nous l'ayons <u>clairement fait comprendre</u>, que nous l'ayons expliqué honnêtement, fait évidemment naître de la déception, voire de la frustration. Celle-ci est très variable d'une personne à l'autre, d'un moment à l'autre, mais elle reste généralement plutôt modérée. Cela tient au fait que nous avons l'impression d'avoir fait tout ce qu'il était possible de faire pour que cette attente ait une chance d'être satisfaite. S'il faut aller plus loin en termes de menaces ou de procédures, nous nous sentons prêt à le faire. Nous sommes plutôt bien avec notre conscience, même devant cet échec.

Une attente ressentie comme légitime qui n'a pas été satisfaite après que nous l'ayons <u>fait comprendre indirectement</u> ou que nous lui ayons donné plus de chances d'être satisfaite en en passant par **une voie détournée** comme une exagération, un mensonge, une menace, un marchandage, un chantage affectif, un rapport de force... nous frustre à double titre. Premièrement, en raison de la déception que nous ressentons de ne pas voir cette attente satisfaite. Deuxièmement, nous sommes mal à l'aise avec notre conscience à cause des voies détournées que nous avons prises pour lui donner plus de chances d'être satisfaite.

Une attente ressentie comme légitime que nous n'avons pas fait comprendre du tout,

pour laquelle nous n'avons rien fait pour lui donner plus de chances d'être satisfaite et qui n'a pas été satisfaite est une **attente ressentie comme légitime que l'on comptait voir satisfaite par hasard, mais qui ne l'a pas été** ! À ce titre, elle fait naître beaucoup de frustration. Nous en voulons dans ce cas à la personne ou aux personnes qui, à nos yeux, auraient dû la satisfaire. Ceci tient en premier lieu au fait que même si nous l'avons gardée secrète, nous estimons toujours qu'une attente doit être satisfaite, d'autant plus si elle est ressentie comme légitime.

La seconde raison de l'importance démesurée de cette frustration découle du principe suivant[1] : avoir une attente ressentie comme légitime et ne pas la faire connaître du tout ou ne pas lui donner plus de chances d'être satisfaite n'est pas une attitude logique. Partant d'une réflexion biaisée, les interprétations que nous en tirons sont aussi biaisées. D'où l'envie d'en vouloir très fortement aux personnes qui n'ont pas satisfait cette attente, quand bien mène ne l'avons-nous pas fait comprendre.

Note : je parle ici de logique sans poser de jugement de valeur à ce propos. Certaines personnes n'ont tout simplement pas la force ou la possibilité de s'exprimer clairement au sujet d'une attente ressentie comme légitime sur quelqu'un et c'est pourquoi elles ont une attente ressentie comme légitime qui ne peut être satisfaite que par hasard. Il n'en demeure pas moins que cette manière d'agir n'est pas cohérente si l'on souhaite donner une issue favorable à une telle attente.

Une attente irrationnelle qui n'a pas été satisfaite nous décevra, mais normalement dans des limites raisonnables. Cela tient au fait que quelque part au fond de nous, nous sommes (nous devrions être) tout de même assez conscient de l'incohérence de ce genre d'attente pour comprendre qu'il était difficile de la voir satisfaite. Ce point est bien sûr variable d'une personne à l'autre et il arrive que certaines personnes soient malgré tout très frustrées lorsque leur attente irrationnelle est insatisfaite.

Comme je l'ai indiqué dans ces différents paragraphes, pour nous défouler de notre déception ou de notre frustration, nous commençons assez régulièrement par accuser l'autre, les autres, quelque chose… souvent au travers de la critique sans fondement. C'est ce que j'appelle médire par frustration. À ce propos, je voudrais intercaler un petit **sous-chapitre**.

Dans nos sociétés, le recours à la violence verbale ou physique est plutôt mal venu, voire proscrit. Il s'agit d'un grand progrès pour l'humanité et (presque) personne ne s'en plaint ! Cela ne nous empêche pourtant en rien d'avoir des frustrations tout au long de notre existence ! Nous avons appris à en transformer une partie en jugements que nous portons sur toutes sortes de sujets. Il s'agit d'un compromis assez universellement partagé. Cela se concrétise par des avis que nous donnons régulièrement sur un peu tout et sur rien. Ils ne sont de loin pas toujours objectifs et s'apparentent même souvent à des médisances, dont certaines peuvent être graves. Est-il vraiment nécessaire de fournir des exemples ou suffit-il de se promener à peu près n'importe où sur cette planète, y compris chez soi, pour entendre des quantités astronomiques de médisances fondées sur des jugements fantaisistes énoncés par les un·e·s et les autres avec chacun la même force de conviction ? En voici quand même deux :

« C'est un vrai voleur, tu as vu les prix qu'il pratique ? Il est toujours plus cher que les autres, pas étonnant qu'il n'ait pas de boulot ! »

Alors que celui qui affirme cela n'a jamais fait un véritable et honnête comparatif du rapport qualité-prix.

« Je suis sûr et certain que c'est un "bleu" qui a fait le coup. Ce sont toutes des crapules les gens de son pays. Ils ont ça dans le sang ! »

Alors qu'il n'y a évidemment qu'une minorité de " bleus " qui agissent mal si l'on prend le temps de correctement s'informer.

Les médisances issues de jugements fantaisistes sont le moyen le plus courant pour nombre de personnes de se défouler de leurs frustrations. Mais il ne faut pas s'y tromper. Si elles paraissent souvent anodines, mises bout à bout, elles peuvent conduire à la guerre, car celles et ceux qui les utilisent ou les écoutent contribuent à la construction de préjugés, même lorsqu'elles sont exprimées sous forme de blagues.

Reprise du chapitre sur les
conséquences d'une attente
sur quelqu'un

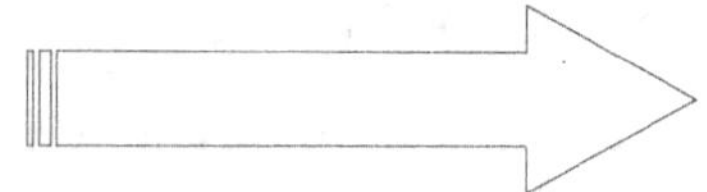

Les différences entre attentes permanentes et attentes ponctuelles

Nous considérons comme normal le fait que **nos attentes permanentes de toute nature** soient toujours satisfaites. En conséquence, nous nous agaçons très vite lorsqu'elles ne le sont pas et devenons dans ce cas très jugeant vis-à-vis des personnes qui d'après nous en sont responsables.

L'estime de soi

L'estime de soi peut varier selon si une attente est satisfaite ou non. Cette variation change en fonction de la personnalité de chacun·e. Suivant l'importance que l'on donne au regard des autres, elle peut augmenter ou diminuer avec de grandes fluctuations. J'ai prévu un petit supplément d'information à ce sujet en fin de chapitre.

L'interprétation

Même si une attente sur quelqu'un est clairement verbalisée, nous avons tendance à interpréter négativement les intentions des personnes qui ne la satisfont pas assez rapidement à notre goût. Et nous sommes souvent impatient·e lorsque nous avons une attente sur quelqu'un !

Notre liberté d'expression

Elle est forcément restreinte en raison de notre dépendance vis-à-vis de la personne qui doit d'après nous satisfaire notre attente. Mais nous en avons néanmoins dans une certaine mesure si nous l'avons fait comprendre et que nous avons fait le nécessaire pour lui donner plus de chances d'être satisfaite.

Les moyens de faire **comprendre** notre attente (directs ou indirects)

Nous pouvons choisir l'un ou l'autre de ces moyens. Ce choix dépend de notre moralité, du courage que nous avons, de la possibilité ou de l'impossibilité matérielle de faire comprendre notre attente.

Les moyens de donner **plus de chances** à notre attente d'être satisfaite (directs ou détournés)

Si nous expliquons précisément et honnêtement notre attente, nous nous sentirons loyal·e. Si nous en passons par des voies détournées, nous aurons le sentiment d'avoir été hypocrite. Pour autant, un·e menteur·euse patenté·e n'aura pas ces scrupules ! Ce n'est donc pas une règle.

Assumer son attente

Assumer une attente sur quelqu'un donne de la force pour communiquer sur cette attente. Que ce soit par le biais de la vérité ou en en passant par des voies détournées. La morale n'intervient pas ici, même s'il arrive fréquemment qu'assumer une attente nous permette d'en parler plus ouvertement.

Facilité/difficulté

Avoir une attente sur quelqu'un, un animal, une divinité, un objet matériel ou immatériel est forcément plus facile en termes d'engagements personnels que d'avoir une attente sur nous-même. Assumer une attente demande souvent d'avoir effectué un travail préparatoire. Faire clairement comprendre cette attente pour lui donner plus de chances d'être satisfaite demande généralement d'avoir plus de courage que de ne pas en parler. Avoir une attente ressentie comme légitime demande plus de réflexion que d'avoir une attente irrationnelle. Il y a donc de multiples combinaisons possibles au-delà du principe de base énoncé dans la première phrase.

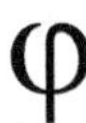

Attente sur un animal

La dépendance

La satisfaction d'une attente de ce genre dépend principalement de la "bonne volonté" de l'animal. Notre participation peut être plus ou moins importante selon les cas.

Si cette attente est satisfaite :

Le plaisir ressenti est en relation avec la difficulté qu'il y avait de voir cette attente satisfaite.

Si cette attente n'est pas satisfaite :

À l'inverse, la déception ou la frustration sont elles aussi en relation avec la difficulté qu'il y avait de voir cette attente satisfaite.

Les moyens de faire **comprendre** notre attente

Nous nous exprimons généralement de manière directe avec un animal pour lui faire comprendre notre attente, car en principe, un animal ne comprend pas les sous-entendus !

Les moyens de donner **plus de chances** à notre attente d'être satisfaite

Nous en passons par des moyens directs. Il ne peut pas s'agir de voies détournées (dans le sens décrit dans cet ouvrage).

φ

Attente sur une divinité

La dépendance

Il n'y a que la divinité en question qui puisse satisfaire cette attente. Notre dépendance vis-à-vis d'elle est donc totale.

Si cette attente est satisfaite :

La première question à se poser est de se demander si cette attente a bien été satisfaite par une divinité !

Si cette attente n'est pas satisfaite :

Les personnes croyantes ont généralement de l'indulgence avec une divinité qui ne satisfait pas leur attente. Elles lui trouvent des raisons et se remettent plutôt en cause elles-mêmes ou alors, cessent carrément de croire en cette divinité.

Attente ponctuelle ou permanente

Une attente sur une divinité est en général permanente et ne donne pas ou peu de résultats probants. La foi pallie la frustration que pourrait provoquer dans ce cas une attente permanente lorsque nous constatons qu'elle n'est pas satisfaite.

La liberté d'expression

Elle est totale dans l'intimité, restreinte en public.

Les moyens de faire **comprendre** notre attente

La pensée et la parole se fondent souvent ensemble dans ce cas-là. Nous pouvons donc considérer que nous faisons connaître une attente de ce genre par un moyen direct.

Les moyens pour donner **plus de chances** à notre attente d'être satisfaite

Un croyant pensera qu'il peut le faire, en principe ouvertement et honnêtement puisqu'il n'est normalement pas question de tricher avec une divinité, même si certaines personnes le font quand même.

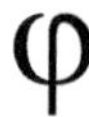

Attente sur un objet matériel ou immatériel

La dépendance

La satisfaction de ce genre d'attentes dépend de l'objet matériel ou immatériel en question.

Si cette attente est satisfaite :

Le plaisir ressenti est ambigu, car nous savons qu'il tient au hasard, à moins d'avoir changé notre propre comportement pour donner à une attente de ce genre une chance d'être satisfaite. Une telle attente satisfaite sans que nous n'ayons rien fait du tout pour aider à ce résultat peut nous faire croire que nous avons un pouvoir particulier, quasi surnaturel ! Là encore, la probabilité que cette attente puisse être satisfaite ou non influence le plaisir ressenti.

Si cette attente n'est pas satisfaite :

Nous sommes déçu·e dans ce cas-là, mais rarement très frustré·e, car nous comprenons tout de même qu'il y a peu de chances de voir une attente sur un objet matériel ou immatériel satisfaite, même si le destin fait partie de ce groupe.

L'interprétation

Nous ne devrions normalement pas prêter de mauvaises intentions à un objet qui ne satisfait pas notre attente, mais passablement de gens le font quand même !

Notre liberté d'expression

Elle n'est pas entravée puisqu'il est inutile de parler à un objet pour avoir une chance de plus de le voir satisfaire notre attente !

Les moyens de faire **comprendre** notre attente

Ils sont inutiles puisque cette attente est de fait déjà exprimée par la pensée.

Les moyens de donner **plus de chances** à notre attente d'être satisfaite

Il faut changer notre propre comportement de manière approprié pour espérer voir une telle attente satisfaite. Dans ce cas, le résultat dépend de nous. Sans cela, il dépend du hasard.

Attente sur nous-même

La dépendance sur autrui

Il n'y en a évidemment aucune !

Si cette attente est satisfaite :

Le plaisir ressenti est en relation avec la difficulté qu'il y avait de voir cette attente satisfaite.

Si cette attente n'est pas satisfaite :

Si nous avons fait ce que nous pouvions pour satisfaire une attente sur nous-même et que cela a échoué, nous pouvons être déçu·e, voire frustré·e, mais généralement plutôt dans des limites raisonnables. Le fait d'être le problème et la solution en même temps rend ces conséquences nettement plus modérées que lorsqu'elles sont de la responsabilité de quelqu'un ou de quelque chose d'autre. Nous pouvons aussi en principe assez facile abandonner une attente sur nous-même.

Attente ponctuelle ou permanente

Nous avons plutôt des attentes ponctuelles sur nous-même.

Moyens de nous faire **comprendre** notre attente

Inutile puisqu'elle est déjà exprimée par la pensée.

Moyens de donner **plus de chances** à notre attente d'être satisfaite

Nous pouvons le faire par la motivation.

Assumer son attente

Assumer une attente sur nous-même nous donne plus de motivation pour nous aider à la satisfaire.

Je vais maintenant aborder le sujet sous l'angle des "attentes sur quelqu'un ou sur quelque chose" et des "attentes sur nous-même".

Une apparence de facilité

Avoir une attente sur quelqu'un, un animal, une divinité, un objet matériel ou immatériel, demande moins de volonté que d'avoir une attente sur nous-même ! Cela semble évident, mais en réalité, toutes ces différentes attentes sont très énergivores. Le fait d'essayer de les assumer, de les faire comprendre, de faire en sorte qu'elles aient plus de chances d'être satisfaites, que ce soit en le faisant honnêtement ou en en passant par des voies détournées, puis d'attendre un résultat pendant parfois très longtemps sans rien pouvoir faire d'autre, de vivre avec de la déception lorsque rien ne se passe comme prévu, tout cela ne nous apparaît pas nécessairement à l'esprit à l'instant où nous pensons qu'un humain, un animal, une divinité ou un objet matériel ou immatériel **doit** satisfaire l'une de nos attentes. Pourtant, cette "logistique" demande en fait une grande énergie dans la durée ! Et la durée est le domaine de la déception et de la frustration ! Il faudrait en tenir compte pour comparer ce que demandent en termes d'efforts une attente sur nous-même et d'autres genres d'attentes.

Voici maintenant un sous-chapitre un peu détaillé à propos des variations de l'estime de soi.

Les variations de l'estime de soi

La définition usuelle de l'estime que l'on a de soi est en substance la suivante : si nous accomplissons un acte que nous jugeons bon, juste, honorable, etc., nous ressentons du plaisir et il se passe l'inverse lorsque nous accomplissons un acte que nous qualifions de mauvais, d'immoral, etc. L'estime de soi est un jugement de valeur de soi-même, fait par soi-même, mais l'estime de soi est aussi influencée par le jugement que l'on croit que les autres portent sur nous. Nos attentes ajoutent un paramètre supplémentaire à ce principe.

Ainsi, notre propre estime augmente :

- Si nous nous jugeons favorablement en nous servant de notre raisonnement et de notre conscience,

- Et/ou si nous pensons que les autres ont une bonne opinion de nous,

- Et/ou si nos attentes sont satisfaites.

À l'inverse, notre propre estime baisse :

- Si nous nous jugeons défavorablement en nous servant de notre raisonnement et de notre conscience,

- Et/ou si nous pensons que les autres ont une mauvaise opinion de nous,

- Et/ou si nos attentes ne sont pas satisfaites.

Ainsi, plus nous avons d'attentes " en cours ", plus le degré d'estime de nous dépend de personnes, d'animaux, de divinités, d'objets matériels ou immatériels qui peuvent les satisfaire ! Si ces attentes durent trop longtemps avant d'être satisfaites (pour peu qu'elles le soient !), elles produisent des effets qui exercent une influence négative sur l'estime que nous avons de nous. La bonne répartition serait que notre estime se construise essentiellement à partir de notre conscience et dans une part plus modeste à partir de ce que nous croyons que les autres pensent de nous.

Voici par conséquent, selon moi, un exemple très simplifié et schématisé d'une bonne répartition de ce qui construit l'estime de soi.

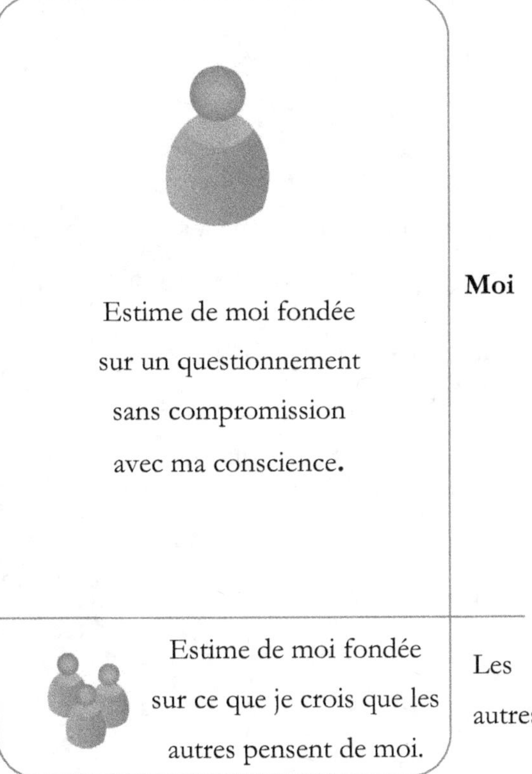

Ci-dessous : lorsque nous avons des attentes sur quelqu'un ou quelque chose et selon si elles sont satisfaites ou non, s'ajoute un intervenant qui peut parfois prendre une place énorme. Dans ce cas, j'ai pratiquement donné tout pouvoir sur moi aux autres !

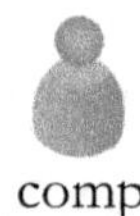

Estime de moi fondée un questionnement sans compromission avec ma conscience

Moi

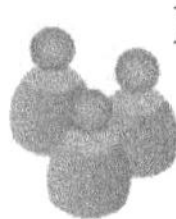

Estime de moi fondée sur ce que je crois que les autres pensent de moi

Les autres

Estime de moi fondée sur la satisfaction de mes attentes

La prise de conscience

Le jour où l'on comprend que les problèmes qui nous affectent sont effectivement bien souvent déclenchés par le comportement des autres, mais qu'une partie des solutions pour les faire disparaître durablement ne dépend que de nous seul·e, nous sommes dans la bonne direction !

Comme je l'ai expliqué dans le premier chapitre qui leur est consacré, la plupart de nos attentes naissent sans que nous ayons conscience dans le détail du processus complet qui va d'un besoin ou d'un souhait à une attente. Si nous voulons le comprendre pour mieux savoir ensuite comment agir avec nos attentes, nous devons ramener ce processus à la conscience en nous posant tout simplement ces questions :

« Qu'est-ce que j'attends de cette personne, cet animal, cette divinité, cet objet matériel ou immatériel, de moi ? »

Et ensuite :

« Quel est le besoin ou l'envie qui se tient derrière cette attente ? »

Voici le même principe sous forme d'exemple :

« Qu'est-ce que j'attends de mes enfants à cet instant ? »

« J'attends qu'ils m'obéissent ! »

« Quel est le besoin ou l'envie qui se tient derrière cette attente ? »

« C'est le besoin d'être obéi·e ! »

Note : besoin et non envie en raison de son rôle capital pour un parent.

Ce questionnement peut faire apparaître toutes nos attentes, les besoins et les souhaits qui les ont fait naître. Ceci bien sûr pour peu que nous nous le posions sincèrement ! Il ne faut par conséquent pas hésiter pas à le faire jusqu'à ce que nous trouvions une réponse satisfaisante ! Il y a de fortes chances pour que nous découvrions plusieurs besoins ou souhaits dont certains seront peut-être complémentaires avec celui qui est à l'origine d'une attente alors que d'autres seront concurrents.

Par exemple, nous allons peut-être nous rendre compte que nous avons besoin d'être obéi·e et besoin d'être respecté·e en tant que parent. Ces besoins sont complémentaires. Mais nous allons aussi peut-être découvrir que nous avons en même temps besoin d'être obéi·e et envie d'être aimé·e. Ce besoin et cette envie peuvent devenir concurrents si nous souhaitons les voir satisfaits simultanément.

Nous allons encore certainement découvrir que **des émotions et des sentiments** ont eu une incidence sur notre façon de communiquer sur notre attente. Cette influence peut nous empêcher d'assumer correctement notre attente, nous faire choisir une manière indirecte de la faire comprendre (voire de ne pas en parler du tout), ou en passer par des voies détournées pour lui donner plus de chances d'être satisfaite. Les conséquences qui en résultent, même si elles sont différentes au cas par cas, sont très importantes dans ce processus. Nous pouvons par conséquent commencer notre introspection par l'émotion la plus fréquente, la peur.

Par exemple : « Je ne suis pas à l'aise avec mon attente parce que j'ai **peur** de paraître prétentieux·tieuse auprès de mes amies ! »

Et si la peur n'éveille rien de précis en nous, nous allons devoir passer en revue les autres émotions ou sentiments :

« Je ne suis pas à l'aise avec mon attente parce que j'ai **honte** de mon parcours de vie ! »

« Je ne suis pas à l'aise avec mon attente parce que je suis en **colère** contre ce type ! »

 « Je ne suis pas à l'aise avec mon attente parce que je suis trop **triste** de voir que l'on ne tient pas compte de moi ! »

« Je ne suis pas à l'aise avec mon attente parce que je suis **dégoûté·e** par celle ou celui qui devrait la satisfaire ! »

Ce travail sur soi est un peu difficile à faire au début parce qu'il faut apprendre à accepter nos besoins, nos souhaits, nos émotions et nos sentiments. Mais il permet d'avoir une meilleure tranquillité d'esprit par la suite, car il nous apprend à ne plus nous mentir à nous-même et Dieu sait si cette pratique est énergivore, fatigante et peut nous faire passer entièrement à côté de notre vie !

Il est aisé de comprendre qu'il faudra plus insister pour aller chercher nos attentes et ce qu'il y a derrière si elles étaient devenues inconscientes.

Nous pouvons continuer d'étoffer cette définition en nous demandant s'il s'agit d'une attente ressentie comme légitime ou d'une attente irrationnelle, même s'il est difficile de s'avouer avoir une attente de ce genre. Enfin, il est aussi important de savoir s'il s'agit d'une attente permanente ou d'une attente ponctuelle.

Nous pouvons aller encore plus loin dans cette introspection en continuant de nous interroger :

« Qu'est-ce que je gagne avec cette attente ? »

En effet, avoir des attentes apporte son lot d'avantages "inavouables", comme nous le verrons bientôt au travers d'une série d'exemples. Il est par conséquent intéressant de pouvoir répondre à cette question. J'ai préparé ci-après une liste totalement inventée, mais néanmoins réaliste d'attentes qui peut nous aider à comprendre le principe auquel je fais référence. Nous y retrouverons à chaque fois des raisons qui peuvent inciter une personne à avoir ces attentes.

Que gagne-t-on à attendre sans lui en parler que notre épouse/notre mari résolve à notre place des problèmes qui nous concernent ? Nous pouvons y gagner de n'avoir pas à le faire nous-même et éventuellement un bouc émissaire sur qui nous défouler si notre attente n'est pas satisfaite.

Que gagne-t-on à attendre que nos parents financent nos études, nos loisirs, notre voiture… ? Nous pouvons y gagner de voir nos rêves se réaliser sans avoir à faire d'efforts par nous-même et éventuellement des « responsables » à qui en vouloir si notre attente n'est pas satisfaite.

Variante à la même attente : Nous pouvons y gagner l'impression d'être plus important·e ou plus aimé·e que notre sœur, notre frère, nos ami·e·s qui n'ont pas eu les mêmes privilèges et éventuellement des " fautifs " désignés sur qui nous défouler si notre attente n'est pas satisfaite.

Que gagne-t-on à attendre que nos enfants devinent nos désirs et les satisfassent sans discuter ? Nous pouvons y gagner de n'avoir pas à faire preuve d'autorité ou de persuasion et éventuellement la possibilité de nous en plaindre si notre attente n'est pas satisfaite.

Que gagne-t-on à attendre que notre patron, notre cheffe de service, une telle personnalité, etc., reconnaisse spontanément nos capacités et nous mette en valeur ? Nous pouvons y gagner d'être reconnu·e par quelqu'un de bien placé sans nécessairement avoir à faire ce qu'il faut pour et éventuellement l'occasion de juger sévèrement cette/ces personne-s si notre attente n'est pas satisfaite.

Que gagne-t-on à attendre que notre ami·e nous appelle pour s'excuser de s'être mal comporté·e (tout au moins est-ce là notre jugement) ? Nous pouvons y gagner de ne pas avoir à faire d'effort sur notre fierté et la possibilité de lui en vouloir si notre attente n'est pas satisfaite.

Que gagne-t-on à attendre que nos employé·e·s ou nos subalternes nous trouvent formidable ? Nous pouvons y gagner de passer pour quelqu'un de bien sans avoir nécessairement à faire le moindre effort et par la même occasion la possibilité de les dénigrer si notre attente n'est pas satisfaite.

Que gagne-t-on à attendre que des personnes dans une file d'attente nous fassent passer avant elles ? Nous pouvons y gagner d'être considéré·e comme quelqu'un de plus important que les autres et éventuellement la possibilité de critiquer les personnes qui n'auront pas satisfait notre attente.

Que gagne-t-on à attendre d'être malade – un peu, mais pas trop – ou avoir des malheurs ? Nous pouvons y gagner l'attention et la compassion des autres et accessoirement le pouvoir de se plaindre des personnes qui ne nous auront pas aidé.

Variante avec la même attente : Nous pouvons y gagner le sentiment d'exister et accessoirement le pouvoir de nous plaindre…

Autre variante encore : Nous pouvons y gagner un sentiment de pouvoir, l'impression d'être le centre d'intérêt, un moyen d'attendrir quelqu'un qui nous fait peur…

Que gagne-t-on à attendre les faveurs de Dieu, d'anges, d'elfes, d'esprits, de puissances surnaturelles, de mages, de sorciers, bref de tout ce que à quoi nous pouvons croire sans que cela puisse être prouvé scientifiquement ? D'une manière générale, nous pouvons y gagner la croyance en une vie meilleure ou celle d'une " vie " après la mort.

Vous pourrez constater que pratiquement toutes ces attentes sont irrationnelles ! Cet exercice est surtout là pour développer et entretenir l'honnêteté avec nous-même. Personne ne peut arriver à une telle franchise au premier essai, rassurez-vous ! Je n'ai volontairement pas indiqué quels pouvaient être les besoins ou les souhaits qui se tiennent en amont de ces attentes et laisse à chacun·e le soin de se les imaginer !

Dans le prochain chapitre, nous allons voir comment faire pour nous sentir plus à l'aise avec nos besoins, nos souhaits, nos émotions, et nos sentiments. Ensuite, j'en viendrai à proposer des idées pour apprendre à vivre avec nos attentes.

Apprendre à reconnaître nos émotions, nos sentiments, nos besoins et nos souhaits

Au travers des réponses qui seront apparues, nous aurons donc petit à petit mis à jour nos besoins, nos souhaits, nos émotions et nos sentiments. C'est là que nous risquons de peut-être vouloir les dénier, les refouler et ensuite nous juger de les avoir eus. Il faut en effet savoir que beaucoup d'êtres humains ont encore peur que leurs besoins, leurs envies, leurs sentiments et leurs émotions soient découverts par leur entourage rien que s'ils y pensent ! Le pire pour eux est de s'imaginer le jugement qui s'en suivrait alors. Autant dire qu'il s'agit d'une erreur ! J'invite ces personnes à lire ce qui suit, à s'interroger sur leur propre expérience et à se rendre compte que ce qui y est écrit est vrai pour elles aussi !

Nos besoins, nos envies, nos désirs, nos peurs, nos colères, nos hontes, nos tristesses, nos dégoûts n'ont jamais aussi peu de pouvoir de nuisance que lorsque nous les avons clairement identifiés, si possible nommés verbalement, et par voie de conséquence, que nous acceptons d'y réfléchir ! À l'opposé, ils n'ont jamais autant de pouvoir de nuisance que lorsque nous les refoulons ou que nous les dénions ! Il vaut mieux par conséquent apprendre à " faire avec " plutôt que " contre " !

Personne n'a normalement à juger nos besoins, nos souhaits, nos émotions et nos sentiments lorsqu'ils sont encore dans le domaine de notre pensée. Nous pouvons bien sûr avoir un avis sur eux, mais nous ne devrions pas avoir un jugement qui nous pousse à les renier. Il n'y a que nos paroles et nos actes qui puissent être jugés ! Je pense pour ma part que cette mauvaise habitude prend en partie sa source dans une lointaine interaction entre l'éducation, l'âge et le manque d'informations.

Je m'explique :

Pour pouvoir nous fondre dans la société, nous avons dû apprendre dès notre enfance à dénier ou rejeter une partie de nos besoins, de nos envies, de nos désirs, de nos émotions et de nos sentiments. Il n'y a jusqu'alors rien d'anormal. Seule une personne se trouvant à l'écart de toute civilisation pourrait se laisser aller à leur entière liberté d'expression. Dès que nous sommes plus d'un quelque part, il faut des règles si nous voulons vivre en harmonie les uns avec les autres. Dit autrement, cela veut dire que nous avons dû apprendre à ne pas toujours être entièrement sincère avec notre entourage pour ménager les humeurs des un·e·s et des autres ! Le problème est qu'en agissant ainsi à un âge où nous n'avions pas de recul et peu d'expérience de l'existence, nous avons pu confondre et associer " ne pas être sincère avec notre entourage par nécessité sociale " et " ne pas être sincère avec nous-même ". Le travail sur soi que je propose ici est une " mise à jour ". Si aujourd'hui encore nous ne pouvons pas toujours être vraiment sincère avec notre entourage à cause de contraintes familiales, sociales ou autres, rien ne nous empêche de l'être au moins avec nous-même ! Nous devons absolument comprendre que les deux sont parfaitement dissociables. Par conséquent, essayons d'avoir moins peur d'aller voir ce que nous sommes au fond de nous !

En ce qui concerne nos besoins et nos envies en particulier, nous aurons peut-être plus de difficulté à en prendre conscience que de nos émotions et de nos sentiments. Dans nos contrées, les gens jugent en effet généralement plus mal les impulsions issues de besoins et de souhaits que celles qui naissent d'émotions et de sentiments. Souvenons-nous néanmoins que nous n'avons pas à juger nos besoins et nos souhaits. Ils font entièrement partie de ce que nous sommes ! Nous ne pouvons être jugé·e que sur ce que nous en faisons. Juge-t-on devant un tribunal le couteau qui a été utilisé pour un meurtre ou l'assassin qui s'en est servi ? La voiture qui a écrasé un piéton ou le chauffard qui la conduisait ? On juge celle ou celui qui s'est servi d'un objet ou d'un outil avec une mauvaise intention, ou sans avoir réfléchi aux conséquences que son geste pouvait avoir. On ne juge pas l'objet ou l'outil en tant que tel. Les besoins et les souhaits lorsqu'ils sont encore au stade de la pensée ont le même statut que des outils. Prendre conscience de nos besoins et de nos souhaits ne veut pas dire que nous allons forcément chercher à les assouvir. Nous avons un cerveau et le droit de nous en servir ! Nous ne faisons qu'une constatation honnête de ce que sont nos besoins ou nos souhaits. Libre à nous de les satisfaire ou d'y renoncer, mais en connaissance de cause ! Nous pourrions d'ailleurs en profiter pour prendre conscience de la totalité de nos besoins à chaque instant et dans chaque situation de notre existence ! Je sais parfaitement combien ce conseil est facile à prodiguer, difficile à mettre en œuvre. Mais ce n'est pas impossible non plus, surtout avec de la persévérance. L'aide d'un·e praticien·ienne spécialisé·e dans le domaine psychique est parfois utile et n'est évidemment pas honteuse, contrairement à ce que trop de gens pensent encore ! lorsqu'une personne comprend qu'elle ne peut faire seule une introspection aussi profonde, mieux vaut qu'elle soit assistée par un·e véritable professionnel·le plutôt que de s'engager sur des voies incertaines.

L'estime de soi

Nous interroger sur nos attentes, nos exigences, nos émotions et nos sentiments nous permet comme je l'ai déjà écrit d'être plus honnête avec nous-même. Plus nous sommes honnête avec nous-même, plus nous sommes proche de notre conscience. Et plus nous sommes proche de notre conscience, plus nous participons activement au jugement qui construit l'estime de nous-même ! Il s'agit d'une excellente nouvelle, car cela nous rend bien moins dépendant·e du regard des autres !

Apprendre à vivre avec nos attentes

J'ai déduit de ce travail d'observation des attentes une série de suggestions que je voudrais partager avec vous.

La détermination

Pour commencer, il y a une règle générale dont il faut bien se souvenir : plus nous sommes déterminé pour qu'une attente soit satisfaite (« Je veux que… ! », « Je voudrais que… ! », « J'aimerais que… ! », plus les conséquences négatives (dépendance, frustration…) sont fortes si elle ne l'est pas. Cela vaut pour toutes les attentes.

Il s'agit d'un paradoxe, car nous avons besoin d'avoir des attentes et il faut être déterminé·e à les voir satisfaites si l'on ne veut pas vivre en étant soumis·e aux autres !

La clé n'est donc pas d'avoir moins de détermination, il en faut, mais il vaut mieux être conscient·e que plus nous en aurons, plus nous devrons accepter la contrepartie que cela implique. Cette sagesse est un préambule important dont il faut se souvenir en permanence !

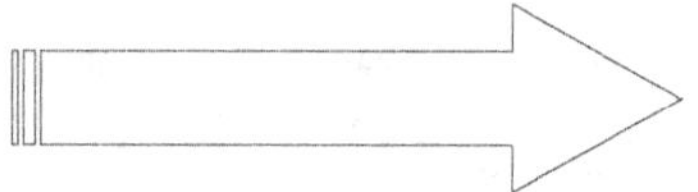

Ce principe énoncé, j'en viens au point suivant :

Séparons attentes et attentes

Ce titre signifie que derrière une attente s'en cache souvent une autre ! Pour l'expliquer, je vais revenir sur le processus qui conduit à une attente, repris d'un chapitre précédent :

« Nous avons parfois une pensée aboutie qui nous mène à la conclusion qu'une personne, une chose…doit satisfaire l'un de nous besoins ou de nos souhaits. Si cette pensée persiste dans le temps, elle s'ancre dans la mémoire et devient de fait une attente. Une fois arrivée à ce stade, nous considérons qu'elle doit être satisfaite par qui nous l'avons décidé, comme s'il s'agissait d'un dû. »

Il s'agit du fondement de la définition d'une attente dans cet ouvrage.

Il y a maintenant une variable dont je n'ai pas parlé jusqu'alors. Nous décidons aussi assez souvent, sans en parler, de **la manière** dont nous estimons que quelqu'un ou quelque chose devrait satisfaire notre attente. Une seconde attente vient dans ce cas se greffer sur la première. Il s'agit d'une pratique courante, probablement issue d'une envie d'imposer notre façon d'être. Chacun·e d'entre nous a des reliquats d'une telle envie au fond de lui/d'elle, quand bien même il ou elle la cache sous le vernis des apparences sociales.

Le mieux pour bien comprendre ce principe est de prendre un exemple.

Admettons un parent qui a une attente permanente sur son enfant. De manière générale, il attend qu'il lui obéisse.

Ce parent est en droit d'exiger une obéissance de son enfant (ceci, évidemment, dans un cadre sain !).

En revanche, il ne devrait pas avoir, ou peu, d'exigence sur la manière précise dont son enfant doit lui obéir. C'est normalement le résultat qui compte.

Or, si ce parent imagine de façon précise la manière dont il voudrait que son enfant agisse pour lui obéir (il n'en parlera pas et gardera cette exigence pour lui), il greffe une seconde attente sur la première.

En résumé, ce parent a une attente d'être obéi, sur laquelle vient se greffer une attente sur le "comment" il veut être obéi. Si une attente de ce genre n'est pas satisfaite, il sera beaucoup plus frustré qu'avec une simple attente. Cela tient au fait que la seconde partie de l'attente prend souvent autant si ce n'est plus d'importance que la première.

Et même quand une attente de ce genre est satisfaite, la **manière** dont elle l'a été correspond rarement à celle qui avait été imaginée. Le plaisir ressenti est donc en partie gâché et nous pouvons même ressentir de la frustration, alors pourtant que l'attente en tant que telle a été satisfaire.

Mieux vaut donc ne pas s'imaginer précisément **comment** nous estimons qu'une attente doit être satisfaite. Cette exigence n'apporte que de la frustration supplémentaire, nous rend aigri·e, jugeant·e, éternellement insatisfait·e. Ceci dit, je sais qu'il est difficile de ne pas agir ainsi, mais il faudrait au moins essayer !

Voici maintenant mon avis à propos de ce que nous pourrions faire de nos attentes !

Les attentes sur quelqu'un

Pour commencer, il faudrait absolument privilégier nos **attentes ressenties comme légitimes**. Cela dit, pourquoi ne pas avoir tout de même quelques **attentes irrationnelles** ! Nous devrions dans ce cas <u>**rester conscient de leur absurdité**</u> ! Elles nous feront alors rêver sans produire – trop – de frustration si elles ne sont pas satisfaites.

Ensuite et surtout, il faut faire comprendre clairement notre attente et lui donner le plus de chances possible d'être satisfaite. Pour cela, nous devons être à l'aise avec elle. Si ce n'est pas le cas, il est alors intéressant de nous interroger pour savoir quelles émotions ou quels sentiments en particulier nous en empêchent.

Les ramener à la conscience comme il en a été question dans un précédent chapitre nous permettra de mieux parler de notre attente. Si nous découvrons des besoins ou des souhaits concurrents, nous devrons décider que celui qui est derrière notre attente est provisoirement prioritaire. Cela ne veut pas dire que nous renions les autres. Ils sont simplement mis de côté le temps de s'occuper du besoin ou du souhait prioritaire de l'instant.

Comme je l'ai déjà indiqué, il y a plusieurs voies pour faire comprendre une attente ressentie comme légitime et lui donner plus de chances d'être satisfaite. Nous pouvons avoir envie de la faire comprendre tout en restant honnête et loyal et nous pouvons avoir envie de lui donner plus de chances d'être satisfaite dans le respect de la vérité, sans exagération, même lorsqu'il s'agit de proférer des menaces s'il n'y a plus d'autres solutions. Nous nous sentirons dans ce cas bien avec notre conscience. Cette méthode a toutefois un handicap lié à une particularité humaine. Nous avons en effet souvent tendance à croire qu'il faut toujours faire plus que le nécessaire pour qu'une attente sur quelqu'un ait plus de chances d'être satisfaite !

Certaines personnes penseront donc qu'il vaut mieux en passer par la seconde voie, celle que j'appelle la voie détournée. Pourquoi pas, comme je l'ai écrit plus haut, il s'agit **d'un choix de moralité**. Cette seconde voie à toutefois un inconvénient et je conseille si ce n'est de toujours l'éviter, d'au moins essayer de la prendre le moins souvent possible ! Se servir de mensonges et de diverses techniques détournées afin de donner plus de chances à une attente d'être satisfaite nous fait rentrer dans un cercle vicieux qui n'a pas de limites, contrairement à la sincérité qui a la sienne (la vérité !). La culpabilité que cette pratique fait naître génère aussi des comportements désagréables, si ce n'est parfois détestables !

Il se peut aussi que nous n'arrivions vraiment pas à faire comprendre notre attente ou lui donner plus de chances d'être satisfaite. Nous devrons dans ce cas l'**abandonner**, provisoirement ou durablement, même si elle est ressentie comme légitime. Il n'y a rien de pire en termes de mauvaises conséquences qu'une attente ressentie comme légitime qui ne peut être satisfaite que par hasard, et qui ne l'est pas (nous parlons des attentes sur quelqu'un !). C'est une école de vie difficile. Mais garder ce genre d'attentes dans de mauvaises conditions fait finalement bien plus de mal que de l'abandonner.

Enfin, il faut comme j'en ai parlé précédemment faire attention de ne pas ajouter une attente à une autre en raison d'exigences personnelles sur la manière dont nous voudrions qu'elle soit satisfaite.

φ

Les attentes sur un animal

Il faudrait dans ce cas agir comme avec une attente sur quelqu'un, avec les nuances que nous appliquons déjà entre humains et animaux.

Les attentes sur une divinité

Le procédé est le même que pour une attente sur quelqu'un, en l'adaptant à une divinité et avec quelques remarques :

- Si l'on est croyant, la pensée suffit généralement à faire comprendre notre attente à une divinité.

- Une attente de ce genre risque de durer toute une vie sans être satisfaite. Il faut donc se préparer à cela.

Les attentes sur un objet matériel
ou immatériel

Là aussi, il faudrait agir comme avec une attente sur quelqu'un en l'adaptant à un objet matériel ou immatériel. Il faut bien avoir conscience qu'il n'y a dans ce cas que le hasard qui peut la satisfaire, ou éventuellement un changement de notre propre comportement. Il vaut donc mieux se préparer à être déçu·e et trouver le temps long !

Les attentes sur nous-même

Si nous voulons dépendre le moins possible de personnes, d'animaux, de divinités, d'objets matériels ou immatériels, nous devons favoriser les attentes sur nous-même ! Dit autrement, agir par nous-même plutôt qu'attendre sur les autres ou autre chose. L'avantage tient au fait que nous serons indépendant·e. Les résultats produits seront en lien direct avec notre motivation. L'inconvénient est que cela demande beaucoup d'efforts personnels à fournir, et ceci dès le premier instant ! La nature humaine étant ce qu'elle est, il s'agit a priori plutôt d'un problème, puisque nous avons souvent tendance à d'abord choisir la facilité avant de nous tourner vers la difficulté ! Pour autant, comme j'en ai déjà parlé précédemment, il y a aussi un coût important, voire très important bien qu'il soit étalé dans le temps, à avoir des attentes sur quelqu'un ou quelque chose. C'est peut-être ce qu'il faudrait se souvenir au moment de faire ce choix.

En ce qui concerne la procédure, il faut pour commencer là aussi donner la priorité aux attentes ressenties comme légitimes. Néanmoins, encore une fois, il se peut que nous ayons des envies farfelues que nous nous imposons de satisfaire nous-même ("Je dois absolument faire ceci… !") ! Dans ce cas, autant rester conscient de l'absurdité d'une telle attente. Cela permettra de la faire passer dans la famille des rêves éveillés, ceux-ci n'ayant généralement pas de grandes conséquences s'ils ne se réalisent pas.

Il faut ensuite trouver assez de motivation pour lui donner plus de chances d'être satisfaite. (C'est ce qui remplace en parler et faire le nécessaire pour lui donner plus de chances d'être satisfaite lorsqu'il s'agit d'une attente sur quelqu'un). Ce point ne dépend que de nous !

Enfin, comme pour toutes les attentes, il faut essayer de ne pas ajouter une attente à une autre, même si dans le cas des attentes sur nous-même, nous ne nous imposons généralement pas le "comment" satisfaire notre propre attente. Ou si nous le faisons, c'est avec peu d'exigence.

Renonçons à nous défouler au travers de nos attentes.

Pour en finir, voici une remarque qui me paraît importante. Il faudrait vraiment apprendre à ne plus se servir de ses attentes pour se défouler, comme certaines personnes ont la fâcheuse tendance à vouloir le faire ! Il existe des moyens plus sains que d'en passer par là. J'en viens en effet à celles et ceux qui veulent garder leurs attentes (impossibles ou difficiles à satisfaire) parce qu'elles leur permettent de se défouler lorsqu'elles ne sont pas satisfaites. Ces personnes me font penser à des prisonniers volontaires. Je vois en effet en elles le même objectif que pourrait avoir un individu qui ne voudrait plus travailler, mais qui prétendrait quand même vouloir manger trois fois par jour à heures régulières et dormir sous un toit sûr ! Il se dirait qu'il suffit pour cela de commettre une énorme faute pour finir en prison. Il aurait ce qu'il voulait, contre sa liberté ! Quelqu'un qui profite de ses attentes insatisfaites pour râler et médire est un peu dans le même cas. Il " gagne " le plaisir de pouvoir se défouler en se servant de ses attentes insatisfaites et il " perd " tout le temps qu'il passe à attendre et râler qui lui permettrait autrement de faire quelque chose de constructif de sa vie !

Chacun·e fait ce qui lui plaît en fonction de ses propres choix d'existence et c'est donc la seule conclusion sensée que je donnerai pour terminer ce texte consacré aux attentes !

Notes diverses et variées

Ce chapitre s'adresse surtout à celles et ceux qui auront eu envie de suivre les indications que j'ai données au fil de cet écrit. C'est aussi un fourre-tout dans lequel j'ai noté des pensées qui me tenaient à cœur, mais qui n'ont pas toujours un lien direct avec les attentes !

L'égoïsme

Vous avez peut-être au début l'impression que cette introspection vous fait apparaître comme une personne égoïste. Il s'agit d'une impression liée au fait que vous vous recentrerez notamment sur vos besoins, vos souhaits, vos émotions et vos sentiments. Or, rien ne vous empêche d'être au clair avec eux tout en étant capable de penser à votre entourage ! Je suis même convaincu que cette habitude favorise au contraire l'empathie.

Le temps de l'esprit et le temps du corps

Vous devez apprendre la patience si vous entreprenez de suivre ce que je suggère de faire dans cet ouvrage. La tête et le reste du corps n'ont pas le même rythme, surtout si vous commencez à prendre conscience de besoins, d'envies, de désirs, d'émotions et de sentiments jusque-là profondément enfouis. Il vous arrivera certainement de temps à autre d'avoir intégré mentalement quelque chose, mais de devoir attendre plusieurs jours avant de le ressentir dans vos " tripes " !

S'exprimer en « je »

Il s'agit d'un très bon exercice que d'apprendre à s'exprimer en « je » pour dire ce que vous souhaitez, ce que vous pensez ou ce que vous ressentez plutôt que de s'exprimer en « on » ou en « tu » comme le font tant de personnes. Par exemple : « je n'aime pas ce que tu fais parce que ça me rend triste » plutôt que « Tu ne devrais pas faire ça » ou « j'ai de la peine à parler de ça » plutôt que « on a de la peine à parler de ça ». Le « je » favorise la discussion, car personne ne peut nous ôter ce que nous pensons. Le « tu » es forcément plus agressif puisqu'il signifie que nous affirmons quelque chose à propos de quelqu'un d'autre, souvent aussi catégoriquement que si nous étions dans ses pensées. Il ne se prête pas au dialogue, mais plutôt au conflit.

Un petit principe bien pratique pour
mettre un frein aux interprétations
tronquées et aux sophismes :

Nous vivons dans un monde où ce qui est dit, même sans intention particulière, est souvent interprété comme une accusation masquée. Il est difficile de parler à quelqu'un sans qu'il se sente concerné à titre personnel. Faites-en l'expérience. Racontez à une personne de votre entourage une histoire qui vous tient à cœur, mais qui n'a aucun rapport avec elle. Beaucoup de celles qui vous écouteront rebondiront sur vos propos pour se défendre, comme si elles étaient partie prenante dans cette histoire. C'est pour cela que je vous fais part d'un principe, déjà connu, mais pas assez utilisé à mon avis, qui peut vous aider dans de nombreuses situations de la vie courante. Le voici : sitôt qu'une personne interprète ce que vous dites et en fait un sophisme ou en tire des conclusions que vous n'avez pas faites ni même pensé, répétez tranquillement sans rien ajouter ni vous justifier la même phrase que celle prononcée initialement. Cela signifiera que vous ne souhaitez rien dire de plus dans l'immédiat et accessoirement que ce que vous dites n'a aucun sens caché. Par exemple, si après avoir remarqué le comportement inhabituel d'un ami, vous dites à l'une de ses connaissances :

« Je ne sais pas quoi penser de ce qui se passe ! »

Vous aurez dans ce cas fait part de ce que vous ressentez sur l'instant, mais pour autant, cela ne voudra pas dire que vous portez un mauvais jugement sur cette personne… Vous ne savez tout simplement pas quoi penser de ce qui se passe. **Point.**

Vous pourrez éventuellement en parler plus tard, mais pour le moment, vous n'avez pas le recul nécessaire pour le faire. En un mot, halte à la dictature de la réponse immédiate, vive le temps de la réflexion ! Autant savoir que cette façon de faire dérangera certains de vos interlocuteurs et que vous aurez peut-être de la peine à tenir bon, mais ne cédez pas ! Souvenez-vous dans ces moments-là que celles et ceux qui rentrent dans le jeu des justifications sans avoir pris le temps de réfléchir finissent souvent par y laisser des plumes ! Je précise encore que lorsque vous mettez en application ce principe, vous ne faites pas un déni de réalité puisque vous ne vous interdisez pas de réfléchir pour autant !

Orgueil et susceptibilité

Pour rester un peu dans le thème du paragraphe précédent, j'ai l'impression de voir de plus en plus de gens trop orgueilleux et/ou susceptibles dans la société qui m'entoure ! Est-ce la vie moderne, la facilité d'expression, le sentiment d'avoir tous les droits ou je ne sais quoi d'autre qui cultive ces fléaux ? Car ce sont des fléaux. L'orgueil et la susceptibilité dans des limites raisonnables ne sont encore pas trop dérangeants, mais au-delà d'un certain seuil, ils deviennent invivables. Il faut faire attention à tout ce que l'on dit au point de se couper de toute possibilité d'être franc·che. Je connais peu de personnes à qui je peux dire quelque chose, le plus diplomatiquement et respectueusement possible, qui seront peut-être un peu vexées sur le moment, mais qui au bout du compte vont faire le chemin qui les mènera à entendre ce que j'ai dit, comme je l'ai dit, pour en faire quelque chose qui leur permettra de poser un vrai jugement sur moi. Les personnes qui arrivent à entendre l'avis des autres en lâchant prise sur leur orgueil (si ce n'est tout de suite, au moins après un petit moment) se donnent la possibilité de grandir intérieurement. Il faut souvent faire un tri dans ce qui a été dit pour parfois ne pas en garder grand-chose, mais cela nous fait toujours avancer. Se recroqueviller sur son avis et ne pas accepter celui des autres par fierté mal placée fait stagner, voire régresser. Ce qui est étonnant, c'est que la majorité des gens sont d'accord avec ce que j'écris, la plupart des scénarios des films montrent ce même cheminement, mais je vois l'inverse se produire dans la vie réelle. Je pense qu'il s'agit d'une mauvaise conséquence du monde virtuel et télévisuel qui a tendance à faire croire qu'il suffit de penser à quelque chose pour que cela produise déjà des effets, alors que travailler sur son orgueil demande un sacré courage et bien des crispations réelles et désagréables à ressentir dans le ventre !

Qu'est-ce que vous avez à y gagner ?

L'exercice que vous avez fait pour savoir ce que vous avez à gagner avec une attente particulière peut en fait vous servir tout au long de l'existence. Lorsqu'une situation désagréable se répète dans votre vie (rupture sentimentale, mise à l'écart d'ami·e·s, échecs professionnels, procès à répétition…), vous pouvez penser que le hasard y est pour une part, mais au-delà d'un certain seuil, il faut commencer à voir les choses autrement. Posez-vous alors cette question à propos de ce qui tourne autour de votre problème :

« Qu'est-ce que je gagne dans cette histoire ? »

Vous pouvez trouver cela étonnant, voire idiot, mais sachez que vous gagnez souvent quelque chose à faire se répéter une histoire, même mauvaise en termes de conséquences. Une fois de plus, vous ne devez avoir aucun tabou pour y répondre, car après tout, personne n'est dans votre tête.

Voici quelques réponses possibles parmi des milliers qui pourraient vous apparaître :

- Je reçois de l'attention de la part des autres (même si ça me coûte cher en termes de désagréments),

- J'ai le sentiment d'exister au travers de mes misères,

- J'ai le pouvoir de faire ch… les autres,

- Cela me permet de satisfaire mes goûts bizarres,

- Cela me permet de garder tout mon argent pour moi,

- Cela me permet de ne pas avoir à travailler,

- J'évite de me confronter à mes émotions et à mes sentiments,

- Ça me permet d'en vouloir aux autres,

- J'ai le sentiment d'avoir au moins réussi à faire ça,

- Je laisserai une trace de mon passage…

Bref, la seule limite des réponses possibles est l'honnêteté que vous vous accorderez à vous-même. Si vous êtes effrayé·e de ce que vous découvrez, rappelez-vous que c'est le regard social qui vous fait peur et reprenez les chapitres qui traitent des besoins, des souhaits, des émotions et des sentiments. Ils vous rappelleront que vous n'avez pas à juger ce à quoi vous pensez, mais seulement ce que vous en faites, c'est-à-dire vos paroles et vos actes.

Notes diverses et variées (suite)

" Je sais que je vais mourir, mais je n'y crois pas ! " *(S. Freud)*

Nous avons toutes et tous en tête ce credo l'essentiel du temps que dure notre vie ! Est-ce une particularité humaine ou ce point est-il commun à toutes les espèces ? Difficile à dire.

En ce qui nous concerne au moins, il y a très longtemps, au fil de l'évolution, notre cerveau a acquis la capacité de comprendre jusque dans ses implications les plus folles que demain succéderait à aujourd'hui, après-demain à demain et ainsi de suite. Mais surtout, que nous avons une chance de rester vivant tout au long de ce processus. Nous pouvons donc avoir des projets, organiser notre existence, d'autant plus que l'observation (et aujourd'hui la science des probabilités) nous permettent de penser que selon notre âge, notre condition de vie, notre origine, notre environnement, notre comportement, etc. nous pouvons encore facilement vivre un an, dix ans, nonante ans !

C'est peut-être dans cette fantastique capacité d'envisager le présent avec la forte probabilité de faire partie du futur qu'il faut aller chercher le : " Je sais que je vais mourir, mais je n'y crois pas ! ". C'est peut-être là aussi qu'il faut voir une partie de notre vanité et de notre refus de tenir compte de nos raisonnements pour en tirer des conclusions qui devrait nous faire changer le présent en vue d'améliorer notre futur.

Comment expliquer autrement que nous tenions si peu compte de l'expérience pour rendre demain meilleur ? Par exemple, le problème du moment est de se demander si nous devons changer notre système de consommation pour le rendre plus compatible avec la santé de notre planète et le reste de ses occupants, après que nous en ayons décimé une bonne partie. Cela demande de changer rapidement nos habitudes pour s'orienter vers quelque chose d'inconnu. Or, nous détestons cela, d'autant plus lorsque les deux termes sont associés (changement et rapidement). La tentation est grande, très grande, de se raccrocher au : "Je sais que je vais mourir, mais je n'y crois pas !" en l'adaptant à la problématique de l'instant : "Je sais que cela va aller de mal en pis, mais je n'y crois pas !".

Si l'on y réfléchit bien, en effet, le fait de se dire que l'on sait que l'on va mourir, mais que l'on n'y croit pas est en amont de toutes nos pensées, un peu comme un fond d'écran. Tout ce qui s'y ajoutera par la suite sera forcément devant. C'est là que je me demande si cette formule n'est peut-être pas aussi devenue une sorte de raccourci de pensée qui permet de prendre des décisions rapides, telles que nous devons (ou parfois, croyons devoir) le faire mille fois dans une journée :

" Je sais que je fais une connerie, mais je n'y crois pas (et je la fais quand même)."

" Je sais que les inégalités sociales sont partout autour de moi, mais je n'y crois pas (et je fais comme si elles n'existaient pas)."

" Je sais que les hommes profitent du patriarcat, mais je n'y crois pas (et je tourne les différences de genre à la plaisanterie)."

" Je sais que nous ne pouvons pas vivre indéfiniment en autarcie dans notre coin, mais je n'y crois pas (et je suis nationaliste)."

" Je sais que la science explique en grande partie le monde qui m'entoure, mais je n'y crois pas (et je suis conspirationniste)."

" Je sais que le peuple paie toujours les égarements de la finance, mais je n'y crois pas (et dès que j'ai trois sous de côté, je les place en bourse) ..."

La morale de ce raisonnement est inquiétante. Si cette grille de lecture de l'être humain devait en effet s'avérer juste, cela voudrait dire que pour sortir de ces raccourcis, à chaque fois que nous utilisons notre fameuse formulation "Je sais..., mais je n'y crois pas !" nous devrions y ajouter une énorme force de raisonnement, de persuasion, afin d'éventuellement changer la seconde partie de la phrase en " Je sais.... et j'y crois* !". C'est possible bien sûr et cela arrive tous les jours sur cette planète. C'est d'ailleurs grâce à ce principe qu'il y a des avancées en tous domaines. Mais soyons lucide, cette manière de faire demande énormément de volonté en termes de réflexion. Et ce n'est pas la principale force de l'être humain lorsqu'il n'a pas à le faire par nécessité personnelle et immédiate !

*Non pas en termes de croyance, mais de réflexion aidée par notre conscience.

φ

Pulsions à refouler ou apprendre à vivre avec ?

Saluons tout d'abord les avancées de la réflexion sur la barbarie dont peut faire preuve l'être humain lorsqu'il ne s'appuie que sur ses pulsions. Depuis que nous avons commencé à l'utiliser, la pensée poursuit son chemin au travers de chacun d'entre nous, de génération en génération, pour normalement nous amener vers un monde meilleur, plus juste, plus équitable, plus vivable. Avec évidemment des hauts et des bas ! Je suis le premier à m'en réjouir et à m'en servir dès que je le peux.

Malheureusement, nous pourrons bien raisonner aussi longtemps que nous le voudrons pour donner un sens à nos existences d'êtres civilisés, ce raisonnement s'opposera toujours entre autres à deux forces pulsionnelles très puissantes qui coexistent en nous. Enfin, pour être précis, il s'y opposera tant que nous n'aurons pas pris conscience et accepté ces forces en tant que telles. Il s'agit de **l'envie de dominer les autres** et de **l'envie d'imposer notre façon d'être (notre pensée, nos goûts, nos dégoûts, nos plaisirs, nos agacements…)**. Ces deux envies, qui étaient probablement à l'origine des besoins vitaux, sont profondément ancrées en chacun·e d'entre nous. La première crée pour les personnes qui en sont l'objet le sentiment d'être dominé·e. la seconde le sentiment d'être soumis·e contre leur volonté à la façon d'être de quelqu'un d'autre.

Elles sont différentes l'une de l'autre. Par exemple : « Jérémy aime dominer les autres dans une discipline particulière, mais il ne cherche pas pour autant à leur imposer sa façon d'être. ». « Audrey se moque de savoir si Sophie est plus forte qu'elle, mais elle est contente de voir que cette dernière a adopté sa propre façon d'être. »

Elles s'associent bien sûr aussi assez régulièrement : « Benjamin aime être plus fort que les autres **et** il aime que ces derniers approuvent sa façon d'être. »

99% des personnes apprécient à divers degrés le plaisir que procurent ces envies lorsqu'elles sont satisfaites. Celles qui prétendent le contraire tout en étant parfaitement honnêtes avec elles-mêmes sont des exceptions ! Nul besoin de visualiser un roi et sa cour pour imager ce propos. Il suffit de se rendre compte du plaisir éprouvé lorsqu'on domine quelqu'un d'autre dans un jeu, un concours, une position sociale, financière, morale ou dans toutes sortes de compétition ou de rapport de force… Et en ce qui concerne l'envie d'imposer sa façon d'être, il suffit de constater le plaisir que l'on ressent lorsqu'une personne abonde dans notre sens alors qu'elle pensait autrement avant. Le voisin, l'enfant, le parent, la conjointe, tout le monde fait partie de ce groupe à un moment ou un autre. Un minimum de sincérité avec nous-même permet de nous en rendre compte. Je précise bien que, à ce stade, ces envies n'ont pas que des inconvénients, bien au contraire. Grâce à elles, nous nous dépassons souvent vers des sommets et le résultat peut être extraordinaire dans de nombreux domaines. Que serait le sport, la recherche, l'exploration, l'art, le commerce… sans elles ? Certainement bien plus tranquilles, voire inexistants, et bien ennuyeux probablement. Je ne connais pas beaucoup de pulsions dont les conséquences peuvent être aussi horribles ou magnifiques.

99% des personnes doivent se résigner ponctuellement ou durablement et à divers degrés à être dominées par quelqu'un d'autre ou se soumettre à la manière d'être de quelqu'un d'autre. Le prix de cette acceptation forcée est d'avoir à ressentir de la **frustration**. Elle est plus ou moins forte selon si l'on a pu prendre conscience de la problématique qui l'a fait naître. Ceux qui n'en sont pas conscients sont très frustrés, car ils subissent une injustice sans comprendre le mécanisme qui se tient derrière elle. Les autres peuvent en compenser au moins en partie les effets par de la réflexion. Une grande partie des activités de la société a pour but de diminuer cette frustration, sans que ne soient généralement nommées les deux envies qui se cachent derrière. On retrouve dans ces activités la politique, la philosophie, la religion, la médecine, le monde du divertissement, la sexualité…

Il y a un élément qui permet d'échapper complètement à cette dynamique. C'est **l'amour** ! Aimer d'amour pur, c'est regarder l'autre sans envie de le dominer ou de lui imposer notre façon d'être. Autant dire que j'en vois d'ici lever les yeux au ciel ! En effet, c'est pourquoi je parle **d'amour pur**. Dès que vient se greffer sur l'amour l'envie de dominer l'autre ou d'imposer sa façon d'être, il perd ce pouvoir particulier.

Que reste-t-il à faire alors pour vivre avec ces pulsions si tranchées qui nous font nous sublimer parfois à force de vouloir les satisfaire, nous détester à d'autres moments ? Être honnête avec nous-même, reconnaître nos atouts et nos faiblesses et travailler directement sur eux pour apprendre à vivre en société. Dit autrement, arrêtons de nous culpabiliser de nos pulsions et acceptons-les plutôt en connaissance de cause tout en apportant du raisonnement sur cet état de fait pour rendre notre existence au milieu des autres plus plaisante. Il faudrait avoir l'humilité de reconnaître que nous sommes surtout faits de chair, de pulsions et seulement d'un peu de réflexion. Et après tout, c'est déjà plutôt un bon départ, n'en déplaise à beaucoup de mes contemporains qui considèrent qu'ils sont avant tout de la réflexion, de la chair et un minimum de pulsions.

Et maintenant, pour finir, il ne me reste plus qu'à vous souhaiter bonne route et remercier celles et ceux qui m'auront lu jusque-là !

Si ce livre vous a plu,

parlez-en autour de vous !

Vous êtes sa meilleure publicité.

Communiquer ou attendre ?

Un choix de vie

de Thierry Georges Charles Pierre

Auteur ©

φ

Ouvrage terminé le 14 avril 2024

φ

Original en dépôt enregistré à la

SGDL (Paris)

Contact : tgcp@bluewin.ch

En vente sur Amazon.fr